KÖHLER · Kardiologisches Seminar

Kardiologisches Seminar

Kardiologische Fehldiagnosen und ihre Vermeidung in Klinik und Praxis

J. A. Köhler

Mit 63 Abbildungen, davon 10 mehrfarbig und 10 Tabellen

Verlag Gerhard Witzstrock GmbH
Baden-Baden · Brüssel

Prof. Dr. med. J. A. Köhler
Chefarzt der med. Abteilung des Städt. Krankenhauses Landshut
8300 Landshut

Printed in Germany

Satz und Druck: F. W. Wesel, Baden-Baden

ISBN 3-87921-011-4

Inhaltsverzeichnis

Vorwort

Den Blick auf unsere empfindliche Stelle, die Fehldiagnosen, zu leiten, heißt den Versuch zu unternehmen, einen Kompromiß zu finden zwischen den sich ständig weiter- und fortentwickelnden optimalen diagnostischen Möglichkeiten und dem einzelnen Arzt in Praxis und Klinik entsprechend seinen Kenntnissen und seiner Ausstattung aktuell Möglichen. Denn immer neue oder modifizierte diagnostische Verfahren eröffnen Wege, die Diagnostik weiter fortzutreiben, die Diagnose weiter einzuengen, so daß vielleicht unsere heutige optimale richtige Diagnose morgen schon eine Fehldiagnose im Sinne einer nicht genügenden Differenzierung sein kann. Das heißt, auch die Diagnose selbst ist relativ, und so noch mehr die Fehldiagnose. Deshalb sollten wir versuchen, immer auf einem möglichst aktuellen Stand zu sein zum Wohle des Patienten – und zu unserer eigenen Beruhigung. Dieser Forderung nach der notwendigen Fort- und Weiterbildung kann allerdings häufig nur teilweise oder sogar gar nicht nachgekommen werden, aufgrund der Diskrepanz zwischen der für diese Fort- und Weiterbildung verfügbaren Zeit des einzelnen Arztes und der wachsenden Flut medizinischer Fachliteratur mit immer neuen diagnostischen und therapeutischen Verfahren. Resignation könnte die Folge sein – zum Schaden unserer Patienten und jedes gewissenhaften Arztes im Sinne einer dauernden Beunruhigung.

Das vorliegende Seminar stellt einen Versuch dar, auf die in der Praxis erfahrungsgemäß am häufigsten zu erwartenden Möglichkeiten kardiologischer Fehldiagnosen hinzuweisen und Wege zu ihrer Vermeidung aufzuzeigen – entweder mit den in der Praxis zur Verfügung stehenden Mitteln oder im Sinne einer rechtzeitigen Überweisung in eine entsprechende kardiologische Spezialabteilung.

Um den Charakter dieses kurzen Seminars, das jederzeit zur Hand sein sollte, nicht zu sprengen, mußte meist auf detaillierte Darstellungen verzichtet werden. Diese möge der interessierte Leser in den entsprechenden einschlägigen Hand- und Lehrbüchern nachlesen.

Herrn Verleger Gerhard Witzstrock bin ich für die verständnisvolle Zusammenarbeit, die Sorgfalt, mit der er sich des Buches angenommen hat, und für die gediegene drucktechnische Ausstattung dankbar.

Landshut, im Juni 1973

J. A. Köhler

Einleitung

Wenn im Rahmen dieses kardiologischen Seminars der Blick auf eine empfindliche Stelle – nämlich unsere eigenen Fehldiagnosen – gelenkt werden soll, ist dieses nicht als Vorwurf gemeint, sondern soll vielmehr als eine Besinnung auf unsere diagnostischen Möglichkeiten, auf momentan vergessene oder auf neue, dem einzelnen vielleicht noch unbekannte diagnostische Verfahren zur Vermeidung von Fehldiagnosen verstanden werden.
Dies beinhaltet zugleich eine neue Orientierung, inwieweit ein jeder mit seinen Möglichkeiten in der Praxis die Diagnose genügend weit einengen kann und wann er einen Patienten zur diagnostischen Abklärung in eine spezielle kardiologische Abteilung überweisen soll, ja muß.
Denn mit der Zunahme und Verfeinerung diagnostischer Methoden steigen auch die differentialdiagnostischen Möglichkeiten und damit als folgerichtige Konsequenz häufig auch die Möglichkeiten einer gezielten kausalen Therapie.
Daher ist auch eine genügend nicht *differenzierte Diagnose* durchaus als *Fehldiagnose* anzusehen.
Das bedeutet, daß sowohl die *Diagnose* als auch die *Fehldiagnose* relative Begriffe sein können, *aufbauend auf einem Kompromiß,* bedingt unter anderem durch das aktuelle Wissen und Können des Arztes, die aktuellen technisch-apparativen Möglichkeiten, die Art der Erkrankungen und die Mitarbeit des Patienten selbst. Sie stellen somit einen Kompromiß dar, zwischen den momentanen Möglichkeiten in der Praxis oder am Krankenbett und den optimalen in einer Spezialklinik, wobei auch hier die Relativität des Optimalen, Richtigen permanent zutage tritt. Immer neue oder modifizierte diagnostische Verfahren ermöglichen es, die Diagnose weiter einzuengen. Und so wird es auch hier immer wieder Diagnosen geben, die morgen schon Fehldiagnosen sein können, wenn nun eine neuere Möglichkeit gegeben ist, um die bisherige Diagnose weiter fortzutreiben.
So sind also nach *Groß* „Fehldiagnosen relativ und hängen in erster Linie vom Grad der Einengung der Diagnose, sowie von der methodisch zur Verfügung stehenden Zeit ab". Und „sie sind rechtlich und medizinisch zu sehen im Licht ihrer Konsequenzen, d. h. *unterlassener, verzögerter oder falscher Therapie"* (R. *Groß).*
Der Begriff der Fehldiagnose schließt natürlich auch die falschpositive Diagnose ein, bei der auf Grund einer falschen Interpretation eines richtigen Befundes oder

Symptomes exogen, iatrogen eine Herzkrankheit fehldiagnostiziert wird, mit allen Folgen. Daher sei zunächst auf die Schwierigkeit des Begriffes *„herzkrank"* eingegangenen (Tab. I).

Tab. I Der Herzkranke

	objektiv	**subjektiv**	**exogen** (iatrogen)
1.	Herzkrank	Herzkrank	
2.	Herzkrank	Herzgesund	
3.	Herzgesund	Herzkrank	
4. a	Herzgesund	Herzgesund ←	krank
		↓	
b	Herzgesund	Herzkrank	

Einmal nämlich haben wir es mit *organisch Herzkranken* zu tun, insbesondere solchen mit kongenitalen oder in früher Jugend erworbenen Herzfehlern, die sich subjektiv nicht krank fühlen, da sie mit ihrer Krankheit zu leben gelernt haben (2. Gruppe). Sie kennen häufig gar keinen „normalen" Zustand. Die Frage z. B. nach bestehender Atemnot oder eingeschränkter Leistungsfähigkeit wird verneint, da sich die Patienten in ihrer Lebensweise ihrer Krankheit angepaßt haben: Sie gehen bedächtiger, sie schlafen mit mehreren Kissen, sie vermeiden schwere körperliche Belastung.
Ist die Gelegenheit gegeben, die Fragen während körperlicher Belastung zu stellen, z. B. beim raschen Treppensteigen, so erkennt der Erfahrene rasch die zunehmende Dyspnoe, während der Patient selbst diese nicht als krankhaft wahrnimmt.
Das gleiche kann man manchmal bei der Befragung in flachliegender Position feststellen; die Patienten wollen sich dann aufsetzen, wenn sie sich „unbequem" fühlen, die beginnende Orthopnoe wird nicht als solche erfaßt.

Zum anderen kennen wir die große Zahl der Patienten, die sich bei völlig gesundem Herz- und Kreislaufsystem *subjektiv „herzkrank"* fühlen (3. Gruppe). Sie projizieren z. B. ihre auf vegetativen Dysregulationen beruhenden Mißempfindungen auf das kardiovaskuläre System.
Es besteht häufig eine auffallende Diskrepanz hinsichtlich der Vielzahl und der Vehemenz im Vortrag der geklagten Beschwerden zwischen der Gruppe 2 und der Gruppe 3.
Erstere, die objektiv Herzkranken, zeigen eine ausgeprägte Neigung zur Dissimulation, letztere, die objektiv Herzgesunden, aber subjektiv Herzkranken, eine zur Aggravierung ihrer Beschwerde. Hier tut eine rechtzeitige optimale differentialdiagnostische Abklärung not, wobei auch hier, wie grundsätzlich überall, eine *gute Anamnese* die wichtige Ausgangsbasis darstellt.

Besonders hüten sollten wir uns davor, daß wir objektiv und subjektiv Herzgesunden (4. Gruppe in Tabelle I), besonders Kindern und Jugendlichen sowie alten Menschen, auf Grund falsch interpretierter Befunde *iatrogen* ein *subjektives Herzkrankheitsgefühl* induzieren!

An dieser Stelle sei noch ein kurzes Wort oder Loblied auf die richtige Anamnese erlaubt. Sie wird meiner Meinung nach heute oft nur allzu stark vernachlässigt und viel zu wenig ausgeschöpft, obwohl kein Zweifel daran besteht, daß ihr auch heute noch – trotz der vielen chemischen und technischen diagnostischen Möglichkeiten – ein hoher Stellenwert in unserem diagnostischen Handeln zukommt. Denn bereits bei der Anamneseerhebung kann der Grund zu einer richtigen oder falschen Diagnose liegen, wie eben schon angedeutet wurde. Wir sollten immer wieder daran denken, daß die Anamnese die subjektive Aussage des Patienten, eventuell des mehr oder weniger gut vorinformierten Patienten, ist. Dazu ist es nötig, daß wir zuhören und Wichtiges heraushören können, während der Patient Zeit zum Ausreden hat. Gezielte Standardfragen präzisieren die anamnestische Aussage. Ebenso die Frage nach früheren Erkrankungen, die vielleicht für den Patienten mit seinen jetzigen Beschwerden in gar keinem Zusammenhang stehen, sowie die oft vergessene gezielte Erhebung der Familienanamnese tragen wesentlich zur Einengung der Diagnose bei. Natürlich sollte der Patient die Fragen rein akustisch und inhaltlich voll verstehen; Hypertention, pulmonale Hypertonie, apoplektischer Insult, selbst Diabetes und ähnliches gehören nicht unbedingt zum Wortschatz unserer Patienten.

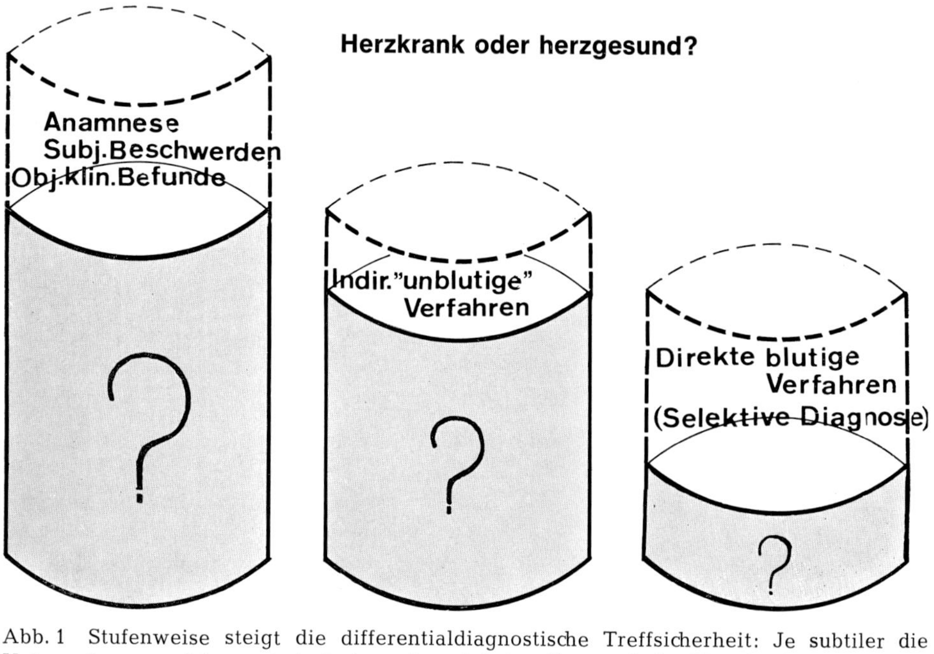

Abb. 1 Stufenweise steigt die differentialdiagnostische Treffsicherheit: Je subtiler die Untersuchungsverfahren sind, desto mehr wird der diagnostische Unsicherheitsfaktor abgebaut.

In angloamerikanischen Lehrbüchern wird der menschliche Organismus gern anschaulich mit einer „black box", einer schwarzen Kiste, verglichen, in die niemand hineinschauen kann. Lediglich aus dem, was unten oder oben herauskommt, also aus unseren Einzelbefunden, können Rückschlüsse auf den unsichtbaren Inhalt und/oder dessen Funktion gezogen werden.
Je subtiler nun unsere Untersuchungsverfahren sind, desto durchsichtiger wird die schwarze Hülle, einen desto tieferen Einblick in die Funktion und den Inhalt dieser schwarzen Kiste erhalten wir; das Fragezeichen des Unbekannten wird kleiner (Abb. 1). Die genaue Anamnese und körperliche Untersuchung, evtl. in Ruhe und bei Belastung, einige Laborwerte, das Elektrokardiogramm in Ruhe und bei Belastung, das Phonokardiogramm und evtl. röntgenologische Untersuchungsmethoden, erlauben bereits einen recht guten Einblick (a). Die indirekten, sog. unblutigen Verfahren (b), wie Indikatorverdünnungsmethoden, Bestimmung der Kreislaufzeiten, der Herz- und Kreislaufdynamik und die eventuell auch zu (a) noch zu zählende Ergospirometrie, Plethysmographie, Rheographie, Sphygmographie u. a. eröffnen weitere Differenzierungsmöglichkeiten.
Die direkten blutigen Herzkatheterverfahren (c) erlauben eine weitgehende selektive Diagnostik. Sie sind jedoch an spezielle kardiologische Abteilungen gebunden.
Aber bereits der erstuntersuchende praktische Arzt sollte daran denken, rechtzeitig alle diagnostischen Möglichkeiten auszuschöpfen, um dem Patienten eine *optimale* Hilfe angedeihen zu lassen, entweder im Sinne eines Ausschlusses einer organischen Herzkrankheit oder in der genügenden Differenzierung einer solchen mit genauer Indikationsstellung für die weitere Therapie.
Für die erste Gruppe der objektiv und subjektiv Herzkranken liegt die Gefahr einer Fehldiagnostik in erster Linie in der ungenügenden Differenzierung. Die nicht genügende Einengung der Diagnose hat dann häufig eine nicht genügende Therapie zur Folge.

Kardiologische Fehldiagnosen

Die *kardiologischen Fehldiagnosen* können in drei Gruppen unterteilt werden:

I. Fehldiagnosen innerhalb des Herz- und Kreislaufsystems, wobei jedoch die Arrhythmien, obwohl in diese Gruppe gehörend, wegen ihrer praktischen Bedeutung gesondert unter III. abgehandelt werden.

II. Fehldiagnosen zwischen dem kardiovaskulären System und anderen Organsystemen, wobei
   a) eine Erkrankung des Herz-Kreislaufsystems fälschlich als eine Störung eines anderen Systems angesehen wird, oder
   b) umgekehrt eine Erkrankung eines anderen Organsystems fälschlich auf das Herz- und Kreislaufsystem projiziert wird.

III. Herzrhythmusstörungen.

IV. Der körperliche Belastungstest in der Praxis.

I. Fehldiagnosen innerhalb des Herz- und Kreislaufsystems

Diese Gruppe ist ohne Zweifel die größere. Je nachdem, wie subtil die zur Verfügung stehenden diagnostischen Mittel sind, können heute hier aber Fehldiagnosen weitgehend vermieden werden. Es sollen nur diejenigen kardiologischen Fehldiagnosen behandelt werden, die von praktisch-therapeutischer Bedeutung sind , d. h. die Ursache verzögerter, falscher oder unterlassener Therapie sind. Die Fehlinterpretation des Symptoms **„Herzschmerz"** gehört wegen der vitalen Bedeutung an die erste Stelle. Aber da sowohl der vom Herzen ausgehende Schmerz auf andere Organe bezogen werden kann, als auch Schmerzen, die von anderen Organen ausgehen, auf das Herz bezogen werden, soll dieser Symptomenkomplex in der Gruppe II. speziell abgehandelt werden.

Symptom: Hypertonie

Die Diagnose „Hypertonie" beinhaltet nicht selten eine Fehldiagnose im Sinne einer im Hinblick auf die therapeutischen Möglichkeiten, besonders im jugendlichen Alter nicht genügend differenzierten Diagnose; oder aber es wurde bei einer objektiv vorliegenden labilen Hypertonie die Diagnose gar nicht oder nicht rechtzeitig gestellt. Da aber heute moderne pharmako- wie chirurgisch-therapeutische Verfahren zur Verfügung stehen, die den fatalen Ausgang einer Hypertonie signifikant verbessern können, ist eine rechtzeitige optimale differentialdiagnostische Klärung bei jeder Hypertonie unbedingt erforderlich.
Differentialdiagnostisch sollte, bes. bei jeder jugendlichen Hypertonie, an eine Aortenisthmusstenose, an Blutdruckkrisen bei einem Phäochromozytom, an eine Nierenarterienstenose, an eine Hyperthyreose, ein hyperkinetisches Herzsyndrom, wie auch an einen Volumenhochdruck bei Bradykardie gedacht werden. Ein nur „systolischer Hochdruck" bei niedrigem diastolischem Wert spricht für das Vorliegen einer Aortenklappeninsuffizienz. Wegen der entscheidenden Bedeutung einer Früherkennung und somit Frühbehandlung einer renalen oder

essentiellen Hypertonie, soll deshalb auf die diagnostischen Möglichkeiten (bzw. auf die Möglichkeiten der Fehldiagnose und ihrer Vermeidung) auf diesem Gebiet näher eingegangen werden.
Dies erscheint uns um so wichtiger, als eine zu spät erkannte renale oder essentielle Hypertonie auch heute noch einen therapeutisch kaum beeinflußbaren fatalen Verlauf nimmt. Nur die *rechtzeitige* Erkennung im Stadium der funktionellen Veränderungen, d. h. im Stadium des labilen Hypertonus, gibt unserer Therapie eine echte Chance.

Definition: Nach den Vorschlägen der Weltgesundheitsorganisation *(WHO)* wird von einem Hypertonus gesprochen, wenn der *Blutdruck in Ruhe und fortdauernd* systolisch 160 mm Hg und diastolisch 95 mm Hg überschreitet. Als *normoton* wird jedoch nur ein Ruheblutdruck von *weniger als 140/90 mm Hg* angesehen, dazwischen liegt der sog. Grenz- oder Indifferenzbereich (Tab. II).

Tab. II Definition des Hypertonus

	Ruhewerte in mm Hg systolisch	diastolisch
Normoton	< 140	< 90
Grenzbereich	140–160	90–95
Hyperton	> 160	> 95

Allerdings handelt es sich bei der Hypertonie nicht um eine Krankheit an sich, sondern nur um das *meßbare Symptom „Hochdruck"*. Um diesem Symptom „hoher Blutdruck" eine ausreichende differentialdiagnostische Relevanz zu geben, sind auch für die tägliche Praxis wenigstens einige grobe Kenntnisse der biologischen Blutdruckregelung unbedingt erforderlich, andernfalls sind Fehldiagnosen kaum zu vermeiden.

Physiologie und Pathophysiologie der Blutdruckregelung

Der Blutdruck P, den wir in der Praxis nach der Methode von *Riva-Rocci* und *Korotkoff* annähernd bestimmen können, stellt das Produkt aus der aktuellen Stromstärke des Blutes $\dot{V}$ im Anfangsteil der Aorta, also des Herzzeitvolumens und des peripheren Gefäßwiderstandes R dar:

$$\text{Blutdruck } P = \text{Herzzeitvolumen } \dot{V} \times \text{peripheren Gefäßwiderstand } R$$

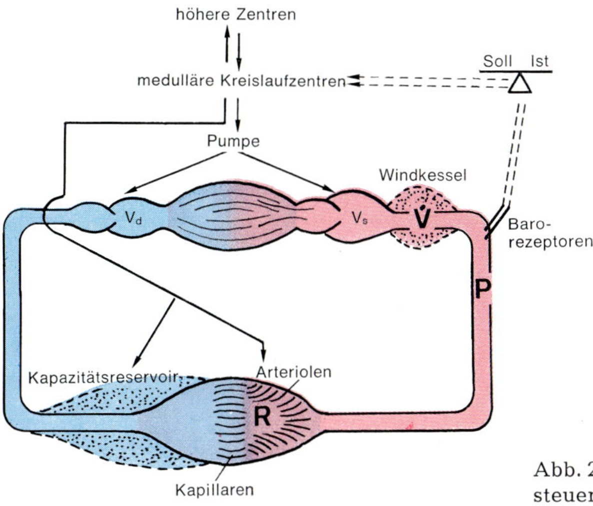

Abb. 2 Biologische, den Blutdruck steuernde Regelmechanismen, s. Text.

Die Aufgabe des Blutdrucks ist es, als ein Teilfaktor der biologischen Regel- und Steuermechanismen des Körpers (Abb. 2), zur rechten Zeit jeweils die optimale Gewebsperfusion und den notwendigen Temperaturausgleich zu gewährleisten. Dabei korrelieren besondere *Regelmechanismen* über die *Stellglieder* „Herzzeitvolumen $\dot{V}$" und „peripherer Gefäßwiderstand R" die Regelgröße „Blutdruck P". Ein kompliziertes Meßsystem kontrolliert mittels spezieller Fühler = Barorezeptoren den aktuellen Blutdruck in der Aorta und in den Karotissinus und meldet die Abweichungen von einem individuellen *Sollwert* über afferente Nervenbahnen (nervus glossopharyngicus und nervus vagus) an die in der medulla oblongata liegenden *Kreislaufzentren*. Von hier aus werden nun, über efferente sympathische und parasympathische Bahnen und auf humoralem Wege, entsprechende Regelimpulse an die Stellglieder im gesamten Herz- und Kreislaufsystem ausgesandt.

Der wesentliche Übermittler aller Regelbefehle ist der Sympathikus. Als *Einzelstellglieder* fungieren:

im Herzen selbst das sog. spezifische Reizbildungs- und Reizleitungssystem sowie das Arbeitsmyokard;

im Gefäßsystem die glatte Gefäßmuskulatur im arteriellen wie im venösen Schenkel;

im hormonell-endokrinen System besonders der Renin-Angiotensin-Aldosteron-Mechanismus, sowie die im Nebennierenmark produzierten Katecholamine.

Klinisch mehr oder weniger erfaßbare Einzelstellglieder sind somit am *Herzen* der Herzrhythmus und die Kontraktilität.

Im *Gefäßbereich* ist es die Gefäßkonstriktion, wobei im Bereich der bevorzugten Widerstandsgefäße, d. h. der Arteriolen, eine starke Zunahme des peripheren Gesamtwiderstandes erzeugt wird, während im Bereich des venösen Niederdrucksystems über eine Entleerung des venösen Kapazitätsreservoirs (Abb. 2) das Volumen des venösen Rückstromes zum Herzen gesteigert wird.

Über das *hormonell-endokrine* System wird die Konstriktion der renalen Vasa afferentia mit Abnahme der Diurese, die verminderte renale Natriumausscheidung und die Steigerung des intravasalen Plasmavolumens gesteuert.
Das Resultat dieser einzelnen Stellglieder sind dann die großen komplexen Stellglieder „Herzzeitvolumen $\dot{V}$" (abhängig vom venösen Rückstrom, somit der diastolischen Füllung, sowie der Auswurfleistung des Herzens, also der Kontraktilität und Frequenz) und „peripherer Gefäßwiderstand R" (abhängig vom Konstriktionsgrad der glatten Gefäßmuskulatur der Arteriolen).

Aus diesen nur kurz angedeuteten komplexen Zusammenhängen geht als praktische Nutzanwendung hervor, daß der aktuelle oder momentan gemessene Blutdruck nur etwas aussagen kann über die Summe aller Kreislaufregulationen zu diesem Zeitpunkt – und nichts weiter.

Das Fragezeichen, ob Herz und Kreislauf krank oder gesund sind (s. Abb. 1), bleibt weiterhin sehr groß.

Der Blutdruck kann erhöht sein

a) weil der periphere Widerstand R pathologisch gesteigert ist bei evtl. sogar vermindertem Herzzeitvolumen, z. B. bei einer essentiellen Hypertonie, oder

b) weil das Herzzeitvolumen $\dot{V}$ stark erhöht ist, wobei der Gefäßwiderstand sogar erniedrigt sein kann, wie z. B. bei körperlicher Belastung, Hyperthyreose, Aorteninsuffizienz oder extremer Bradykardie oder

c) weil sowohl das Herzzeitvolumen als auch der periphere Widerstand gesteigert sind, z. B. in den frühen Stadien der essentiellen Hypertonie.

Die klinischen Ursachen hierfür, die z. T. kausal zu behandeln sind, können mannigfacher Art sein. Ohne Ausschluß einer zugrundeliegenden hämodynamischen oder endokrin-hormonellen Störung, die für die Blutdruckerhöhung verantwortlich ist und die evtl. sogar einen erhöhten Blutdruck für eine ausreichende Gewebsperfusion lebenswichtiger Organe erfordert, ist eine Pharmakotherapie des Symptoms „Hochdruck" kontraindiziert!

Zunächst ein Wort zur **Technik der Blutdruckmessung**

Bei Verdacht auf eine Hypertonie ist der Ruheblutdruck an beiden Armen mit einer lege artis angelegten Manschette nach einer Ruhepause von mindestens 10 Min. im Liegen mehrfach zu messen. Es erscheint selbstverständlich, daß dazu

Kleidungsstücke mit Ärmeln ausgezogen werden müssen, da sonst die hochgerollten oder -geschobenen Ärmel bereits mechanisch eine Druckminderung im distal gelegenen Abschnitt, in dem der Blutdruck gemessen wird, bewirken können. Die Manschette muß im völlig entlüfteten Zustand eng um den Oberarm angelegt werden.
Bei jeder Blutdruckerhöhung in den Armen sind zumindest die Femoralispulse palpatorisch zu überprüfen; besser sollte der Blutdruck an den Beinen bestimmt werden. Normalerweise ist, besonders der systolische Blutdruck an den Beinen, u. a. auf Grund der größeren Muskelmasse, die durch die Manschette komprimiert werden muß, 10–30 mm höher als an den Armen.
Anschließend sollte auch eine Blutdruckmessung im Sitzen und Stehen und besonders während und nach Belastung durchgeführt werden, um eine klinisch latente Hypertonie rechtzeitig, d. h. noch im Stadium der funktionellen Hyperreaktion der Gefäße zu erfassen und – nach Sicherung der Diagnose – entsprechend zu behandeln.
Auch die Aussage „Hypertonie" auf Grund **einer** Messung ohne weitere Angaben ist differentialdiagnostisch irrelevant, wenn nicht die oben angeführten Kriterien und das übrige klinische Bild mit in Betracht gezogen werden. Wird dies versäumt, so werden Normotoniker iatrogen zu Hypertonikern oder umgekehrt mancher labile Hypertoniker zum Normotoniker gestempelt. Wegen der schlechten Prognose der essentiellen Hypertonie im manifesten Stadium ist deshalb jeder Verdacht auf einen essentiellen Hypertonus so rasch als möglich mit allen Mitteln differentialdiagnostisch abzuklären.

Im folgenden werden einige häufige Fehldiagnosen im Sinne einer nicht genügend differenzierten Diagnose „Hypertonie" dargestellt und Hinweise zu ihrer Vermeidung gegeben.
Zunächst Blutdruckerhöhung auf Grund eines hämodynamisch bedingten erhöhten Herzzeitvolumens, bei der das Symptom „hoher Blutdruck" natürlich nicht pharmakokinetisch angegangen werden darf.
An zweiter Stelle dann die Blutdrucksteigerung auf dem Boden einer Steigerung des peripheren Gefäßwiderstandes, die so früh als möglich therapeutisch beeinflußt werden muß.

Aortenisthmusstenose

Bei der Erwachsenenform der Aortenisthmusstenose ist die Aorta thoracalis distal des Abganges der linken A. subclavia und direkt distal der Einmündungsstelle des Ductus arteriosus Botalli umschrieben, teilweise diaphragmatisch stark eingeengt. Dadurch kommt es zu einer deutlichen Blutdrucksteigerung in beiden Armen, den Karotiden und somit den zerebralen Gefäßen, bei gleichzeitiger Minderdurchblutung der unteren Körperhälfte. Diese wird zum großen Teil durch starke, die Stenose umgehende Kollateralen über die Arteriae mammariae internae versorgt. Die stark erweiterten und auf Grund des hohen Durchflußvolumens pulsierenden Kollateralgefäße führen häufig zu den typischen Rippenusuren und sind nicht selten besonders am medialen Rand der Skapula, in der Axilla und präkordial palpabel und sichtbar. Die Gefahren dieses Volumenhochdruckes in der oberen Körperhälfte liegen in der Ruptur eines Gefäßes (Apoplexie, große thorakale arterielle Blutung) und natürlich in der Überlastung des Herzens.

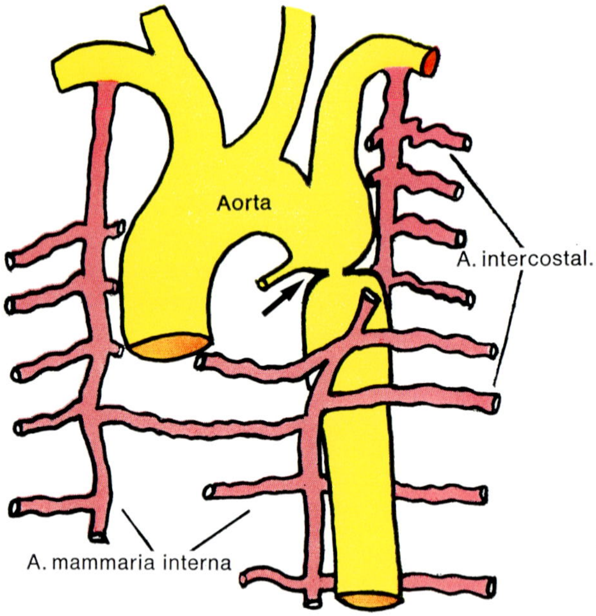

Abb. 3 Schematische Darstellung der Aortenisthmusstenose ↗ (Erwachsenentyp) mit Kollateralkreislauf.

Symptome

Subjektiv:

Kopfschmerzen, Nasenbluten, kalte Füße und evtl. rasche Ermüdbarkeit der Beinmuskulatur;

Objektiv:

an beiden Armen eine besonders systolische Blutdruckerhöhung bei evtl. normalem diastolischem Druck, d. h. große Blutdruckamplitude, daher ein stark gefüllter, z. T. schleudernder Puls am Hals und den oberen Extremitäten bei fehlenden oder deutlich abgeschwächten Femoralispulsen. Der systolische Blutdruck an den Beinen ist je nach Schweregrad um mehr als 100 mm Hg

niedriger als an den Armen. *Auskultatorisch* ist ein mehr oder weniger lautes, rauhes, vom ersten Herzton deutlich abgesetztes systolisches Geräusch mit punctum maximum über der Basis, auf dem Rücken intraskapullär oder auch über dem Epigastrium zu hören; der Aortenklappenschlußton (erster Anteil des 2. Herztons mit p. m. über dem II. ICR rechts parasternal) ist meist betont.
Auf dem Rücken, besonders beim Bücken nach vorn, sind häufig die erweiterten und stark durchbluteten Kollateralgefäße sichtbar, mit der flachen Hand fühlbar und ein mehr oder weniger kontinuierliches Strömungsgeräusch hörbar. *Röntgenologisch* finden sich die typischen Rippenusuren.

Die Diskrepanz zwischen den Brachialis-, bzw. Radialis- und den Femoralispulsen ist nicht zu übersehen – wenn man nur daran denkt!
Deshalb noch einmal die Forderung: Bei jeder Blutdruckerhöhung in den Armen – Überprüfung der Femoralispulse!
Eine *rechtzeitig* diagnostizierte Aortenisthmusstenose kann vollständig korrigiert werden; eine nicht oder zu spät erkannte ist mit einer hohen Frühmortalität belastet.

Aortenklappeninsuffizienz

Ein erhöhter systolischer Blutdruckwert an allen Extremitäten bei deutlich erniedrigtem diastolischem Wert, z. T. mit dem sog. Null-Phänomen (der Korotkoff-Ton ist bis zur völligen Entspannung der Manschette = 0 mm Hg noch zu hören), also mit einer großen Amplitude (Abb. 4) und daher mit einem stark gefüllten, schnellenden pulsus celer et altus = *Wasserhammerpuls,* sollte immer an eine Aortenklappeninsuffizienz denken lassen.

Da durch die schlußunfähige Aortenklappe mehr als 50 % des Schlagvolumens wieder in den linken Ventrikel zurückströmen, muß zur Versorgung der Peripherie das Herzzeitvolumen deutlich erhöht und mit einem hohen Druck ausgeworfen werden. Die Peripherie ist dabei weitgestellt, d. h. der periphere Widerstand ist erniedrigt.

Symptome

Subjektiv:

Je nach Schweregrad, z. T. keine, sonst Belastungsdyspnoe (wird im Anfang oft überspielt).

Objektiv:

Herzklopfen, Leistungseinschränkung.

Erhöhter systolischer Blutdruck bei niedrigem diastolischem Wert, z. T. Nullphänomen, daher große Blutdruckamplitude; stark pulsierende, sog. hüpfende Karotiden, stark gefüllter schnellender pulsus celer et altus, Kapillarpuls (besonders gut unter den leicht heruntergedrückten Fingernägeln zu erkennen).

Auskultatorisch ist das typische hochfrequente protodiastolische Rückstromgeräusch (Decrescendo) über dem II. ICR rechts, dem Sternum und dem II.–IV. ICR links parasternal zu hören (Abb. 4), das nicht selten mit einem frühsystolischen Begleitgeräusch (Volumengeräusch) *(Wolter)* bzw. Kompressionsgeräusch *(Köhler)* kombiniert ist und das fälschlich die Fehldiagnose einer zusätzlichen Aortenklappenstenose entstehen lassen kann.

Im EKG erkennt man die Zeichen einer linksventrikulären Volumenhypertrophie: hohe Amplituden von R linkspräkordial und von S rechtspräkordial, positive T-Zacken; im fortgeschrittenen Stadium, als Zeichen der myokardialen Insuffizienz mit Steigerung des enddiastolischen linksventrikulären Druckes, Senkung der ST-Strecke und Negativierung von T = Diskordanz von QRS und T.

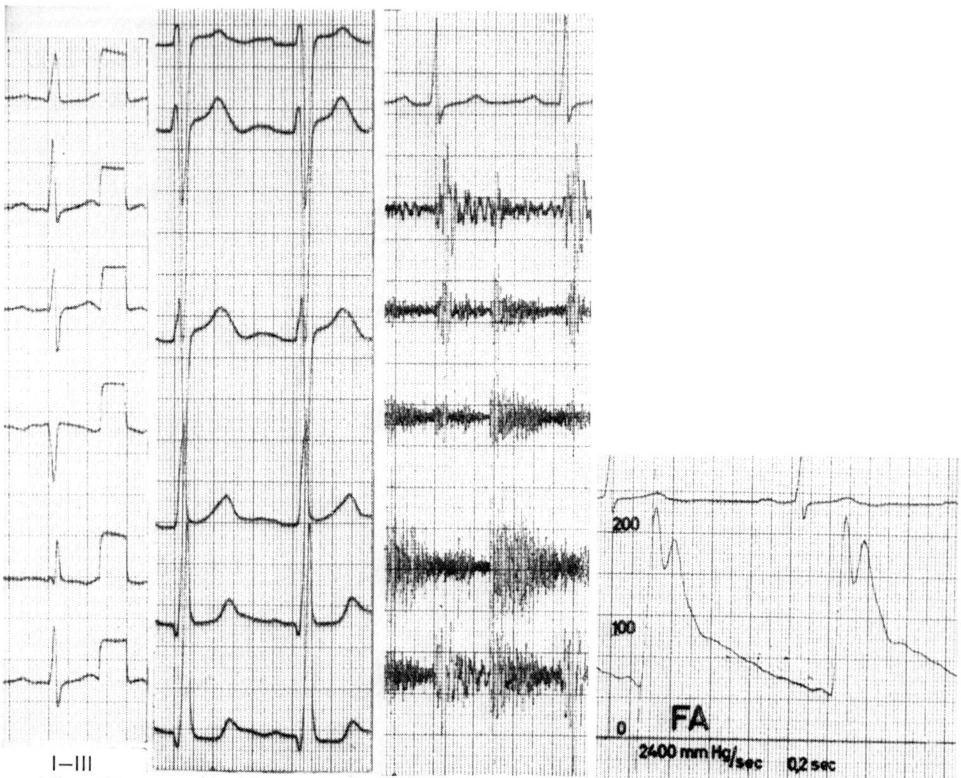

I–III aVR–aVF | V_1–V_6 | 3 ICR li.

Abb. 4 EKG, Phonokardiogramm und Blutdruckkurve (ca. 200/40 mm Hg) der Femoralarterie (direkte intravasale Messung).
Die Druckanstiegsgeschwindigkeit ist typischerweise mit 2400 mm Hg/sec deutlich beschleunigt, dem entspricht der Pulsus celer et altus.

Hyperthyreose

Auch eine Hyperthyreose geht mit einer systolischen Blutdruckerhöhung einher. Die erhöhte Produktion von Schilddrüsenhormon führt u. a. zu einer deutlichen Steigerung des Herzzeitvolumens, einer Abnahme des peripheren Widerstandes mit einer Steigerung der Hautdurchblutung (warme und feuchte rosige Haut), einer Beschleunigung der Kreislaufzeiten und der Herzfrequenz. Es handelt sich also wiederum um eine starke Zunahme des Herzzeitvolumens bei Abnahme des peripheren Widerstandes.

Symptome

Subjektiv:

U. a. starke Nervosität, Schweißneigung (bei kalter Temperatur fühlen sich die Patienten wohler), Gewichtsabnahme meist bei gesteigertem Appetit, z. T. Diarrhoen, allgemeine Leistungsminderung, Herzklopfen und Herzjagen.

Objektiv:

Neben dem bekannten Bild des Morbus Basedow, das auch fehlen kann, finden sich fast immer eine deutliche systolische Blutdruckerhöhung bei normalem oder erniedrigtem diastolischem Wert (große Blutdruckamplitude), ein stark gefüllter, schnellender Puls, wie bei einer Aorteninsuffizienz, eine Glykosid-resistente Ruhetachykardie, z. T. Tachyarrhythmie bei Vorhofflimmern, häufig systolische Strömungsgeräusche über der Herzbasis und den peripheren Gefäßen, ein hebender Herzspitzenstoß und ein Tremor der Hände.

Auffallend ist die Neigung zur *Dissimulation* – im Gegensatz zu den Patienten mit rein vegetativen Dysregulationen und mit einem hyperkinetischen Herzsyndrom.

Die Sicherung der Diagnose ist mittels der Isotopendiagnostik leicht und sicher zu erzielen (in vitro Teste T_3, T_4 bzw. ETR; PBI, Radiojod-Test u. evtl. Szintigramm).

Phäochromozytom

Symptome

Treten, besonders bei jugendlichen Patienten, akute Blutdruckkrisen mit starken Kopfschmerzen, allgemeiner Unruhe, starker Schweißsekretion, Herzklopfen, evtl. mit pektanginösen Beschwerden, Blässe oder selten Rötung des Gesichtes auf, so muß an ein Phäochromozytom gedacht und eine eingehende *Diagnostik* durchgeführt werden:

Nachweis der erhöhten *Ausscheidung von Katecholaminen* oder ihrer Metabolite (Vanillinmandelsäure) im Urin. Besonders während und nach einer solchen Hochdruckkrise ist die VMS deutlich erhöht. Der Patient darf allerdings keine Medikamente wie Alpha-Methyl-Dopa oder farbstoffhaltige Nahrungsmittel zu sich genommen haben, da diese die Aussage des Testes verfälschen können.
Die weiteren Teste sollten nur in der Klinik durchgeführt werden und nur, wenn alle Möglichkeiten zu einer sofortigen Notfalltherapie vorhanden sind.
Der *Histamin-* oder *Thyramin-Provokationstest* zur Erzeugung einer Blutdruckkrise (ein Anstieg von mehr als 20/10 mm Hg innerhalb von 2 Min. spricht für ein Phäochromozytom), wie auch der *Regitin-Test* bei Vorliegen einer persistierenden Hypertonie (ein Abfall von mehr als 35/25 mm Hg spricht für ein Phäochromozytom), sind mit einer hohen Komplikationsrate belastet, die eine sofortige Notfalltherapie notwendig machen können.
Im übrigen besitzen diese Tests nicht annähernd eine so zuverlässige Aussagekraft wie die Katecholaminbestimmung im Urin.
In der Klinik ist sodann eine Lokalisationsdiagnostik *(Angiographie)* durchzuführen, die jedoch manchmal größte Schwierigkeiten bereitet, wenn das Phäochromozytom angiographisch nicht in den Nebennieren dargestellt werden kann, wo es sich in etwa 80 % der Fälle befindet.
Eine rechtzeitige operative *Therapie* ist angesichts der sehr schlechten Prognose des Phäochromozytoms absolut indiziert. Deshalb sollten bei jedem geringsten Verdacht auf ein Phäochromozytom alle diagnostischen Möglichkeiten sofort ausgeschöpft werden.

Das hyperkinetische Herzsyndrom

Besonders bei Jugendlichen beobachtet man manchmal eine „Hypertonie" mit einer großen Blutdruckamplitude bei gleichzeitig bestehender Neigung zu Tachykardien und Leistungsminderung ohne objektive Zeichen einer Hyperthyreose.
Es handelt sich hierbei um ein hyperkinetisches Herzsyndrom *(Gorlin)*, das mit der vasoregulatorischen Asthenie nach *Holmgren* weitgehend identisch ist.

Symptome

Subjektiv:

Allgemeine Leistungsminderung, Neigung zu Herzklopfen und Herzjagen bei geringer körperlicher oder seelischer Belastung, zum Teil uncharakteristisches Herzstechen und allgemeine neurovegetative Störungen.

Objektiv:

Die Herztöne sind laut, die Herzfrequenz oft erhöht, meist ist mit punctum maximum über der Basis ein systolisches Volumengeräusch zu hören, der Blutdruck ist oft leicht erhöht und steigt wie auch die Herzfrequenz bei

Belastung übermäßig an. Daneben bestehen manchmal Zeichen einer allgemeinen vegetativen Dysregulation mit kalten Händen und Füßen, einem positiven Dermographismus und ähnlichem, die aber gegenüber den kardiovaskulären Störungen zurücktreten. Daher wird häufig fälschlich eine organische Herzerkrankung (zum Teil auch wegen des systolischen Geräusches) angenommen, zumal es sich nicht selten um muskelkräftige junge Männer handelt.

Eine *Therapie* mit sympathikolytischen Medikamenten, sog. β-Rezeptoren-Blokkern, also negativ inotrop wirkenden Substanzen, kann die Beschwerden beseitigen und die körperliche Leistungsfähigkeit verbessern, und so die Diagnose eines hyperkinetischen Herzsyndroms ex juvantibus verifizieren.
So können die meist jugendlichen Patienten von der häufig noch iatrogen potenzierten deprimierenden Fehldiagnose eines organischen Herz-Kreislaufleidens befreit werden.
Als Therapie bietet sich die körperliche Belastung an – Ausdauertraining –, um durch eine reaktive Erhöhung des Vagotonus die erhöhte sympathikotone Reaktionslage zu dämpfen, evtl. temporär medikamentös unterstützt durch die perorale Gabe eines sog. β-Blockers.

Volumenhochdruck bei Bradykardie

Wird bei Patienten mit einer ausgeprägten Bradykardie, evtl. auf dem Boden eines av-Blockes, eine „Hypertonie" mit einer großen Blutdruckamplitude festgestellt, wobei die diastolischen Werte meist unter 100 mm Hg liegen, sollte immer an einen Volumenhochdruck auf Grund eines kompensatorisch erhöhten Schlagvolumens bei vermindertem peripheren Gefäßwiderstand gedacht werden.
Eine therapeutisch induzierte Frequenzzunahme, z. B. mit Orciprenalin (Alupent®) kann diese „Hypertonie" rasch beseitigen und so eine Fehldiagnose und eine – kontraindizierte – spezifisch antihypertensive Pharmakotherapie verhindern. Eine blutdrucksenkende Therapie würde nämlich die notwendige Perfusion lebenswichtiger Organe (Gehirn und Niere) gefährlich vermindern und so zu zerebralen – funktionellen oder morphologischen – Schädigungen führen.

Nierenarterienstenose

Die Stenose einer Nierenarterie kann über den sog. *Goldblatt*-Mechanismus zu einer renalen Hypertonie führen. Von der durch die Stenose minderdurchbluteten Niere werden nämlich über den Renin-Angiotensin-Aldosteron-Mechanismus vasopressorische Substanzen freigesetzt, die über eine Erhöhung des peripheren

Widerstandes an den Arteriolen bei normalem oder später vermindertem Herzzeitvolumen eine allgemeine Blutdrucksteigerung verursachen. Die Durchblutung, d. h. Perfusion der Gewebe nimmt ab. Die Diagnose ist nur durch eine Angiographie, also nur in der Klinik möglich (Abb. 5).

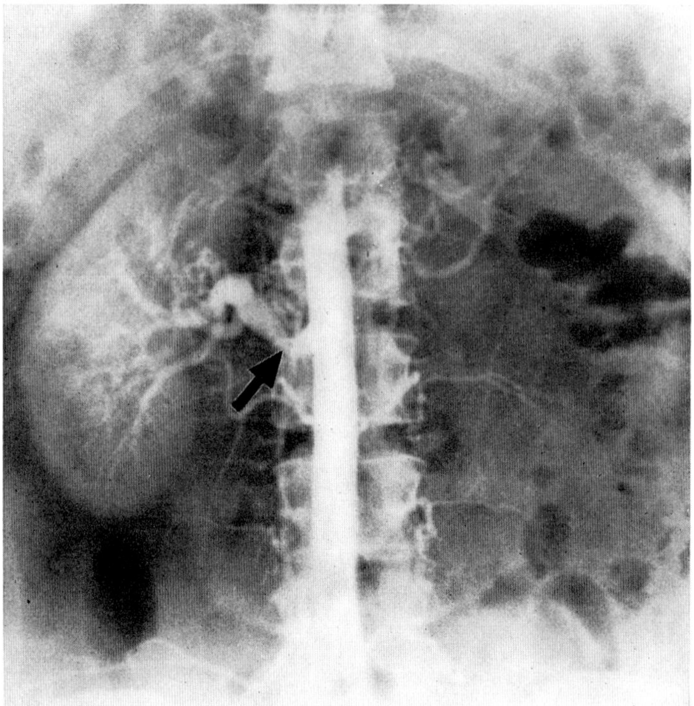

Abb. 5 Renalangiogramm bei einem kongenital einnierigen Patienten mit einer Renalarterienstenose ↗ mit poststenotischer Dilatation.

Wenn auch eine solche Nierenarterienstenose nur in 4–20 % der Fälle (*DeBakey* u. a., *Heintz, Kennedy* u. a.) als Ursache einer Hypertonie angesehen werden kann, so liegt ihre Bedeutung doch in der völligen Heilbarkeit durch die rechtzeitige chirurgische Beseitigung der Stenose.
Hat dagegen die Hypertonie erst einmal reaktiv zu bleibenden renalen und allgemeinen Gefäßschäden geführt, so nützt die Beseitigung der primären Ursache nichts mehr. Deshalb muß, besonders bei jedem jugendlichen Hypertoniker, ehe die Diagnose einer essentiellen Hypertonie gestellt wird, eine Nierenarterienstenose ausgeschlossen werden!

Ein Beispiel möge dies veranschaulichen:
Bei einem 22jährigen Patienten, der an einem stabilen jugendlichen Hypertonus litt, stellte sich im i.v. Pyelogramm nur die rechte, relativ große Niere dar. Die Arteriographie nach der Seldinger Methode zeigt, daß nur eine, rechte, Niere angelegt war und daß zudem noch die Nierenarterie ca. 2 cm distal des Abganges

von der Aorta eine deutliche Stenose mit poststenotischer Dilatation aufwies. Es wurde deshalb rasch die Indikation zur Nierengefäßoperation gestellt. Nach der operativen Korrektur der Stenose fiel der Blutdruck auf normale Werte ab und blieb normoton. Der Patient ist heute, 8 Jahre nach der Operation, völlig beschwerdefrei.

Glomerulonephritis

Bei der akuten Glomerulonephritis kommt es zu einer starken Blutdruckerhöhung auf dem Boden einer deutlichen *Widerstandssteigerung* mit Erhöhung des *diastolischen* Wertes.

Symptome

Subjektiv:

Meist abrupter Beginn 1–3 Wochen nach Ausbruch einer Infektion mit schweren Allgemeinsymptomen, wie Kopfschmerzen, Appetitlosigkeit, Übelkeit und Erbrechen, Kraftlosigkeit, subfebrile Temperaturen.

Objektiv:

Eine systolische und diastolische Blutdruckerhöhung, lageunabhängige, weiche verschiebliche Ödeme, die zuerst an den Augenlidern zu beobachten sind; es besteht eine auffallende Blässe; im Urin findet sich eine vermehrte Eiweiß- und Erythrozytenausscheidung.

Eine ambulante *Therapie* ist nicht angezeigt, die sofortige Klinikeinweisung notwendig.

Chronische Pyelonephritis

Die chronische Pyelonephritis ist eine der Hauptursachen der sekundären, vaskulären Hypertonie. Auch hier gilt, daß die Frühdiagnostik und damit die früh einsetzende, lang andauernde Therapie entscheidend für das weitere Schicksal des Patienten ist.

Symptome

Subjektiv:

Die Zeichen der chronischen Pyelonephritis sind sehr charakteristisch. Die Hälfte der Patienten klagt meist über chronische Kopfschmerzen, häufig sind Zeichen der Müdigkeit, Abgeschlagenheit, evtl. bei genauerer Beobachtung die Angabe intermittierender Temperaturerhöhung und eine gewisse Gewichtsabnahme zu beobachten.

Bei genauerem Befragen erfährt man nicht selten die typische Anamnese der sog. „schwachen Blase" mit Pollakisurie, Polyurie, häufig mit Beschwerden beim Wasserlassen, öfter leichtere Harnwegsinfekte; meist wird auch über Schmerzen im Rücken, bes. in der Lendengegend, geklagt.

Objektiv:

Klopf- und Druckempfindlichkeit der Nieren, intermittierend chemische, morphologische und bakteriologische Veränderungen im Urin, bes. Leukozyturie, z. T. Erythrozyturie und meist Proteinurie, wie auch Bakteriurie. Die Konzentrationsfähigkeit ist schon relativ früh eingeschränkt. Das Blutbild ist meist unauffällig, erst im späteren Stadium entwickelt sich eine leichte normochrome Anämie.

Die *Therapie* der Wahl ist bereits im frühesten Stadium bzw. bei Verdacht auf eine Pyelonephritis, die Antibiotika-Langzeitmedikation; nach Möglichkeit sollte eine bakteriologische Diagnose einer gezielten antibiotischen Therapie vorausgehen (Erreger- und Resistenzbestimmung).

Zur Differentialdiagnose einiger systolischer und/oder diastolischer Geräusche

Intrakardiale und kardiopulmonale Anomalien sind häufig schwieriger und nur mit speziellen diagnostischen Methoden – Herzkatheterisierung – soweit zu differenzieren, wie es eine optimale präoperative Diagnostik erfordert.
Aber auch in der Praxis und im Allgemeinkrankenhaus können allein mit Hilfe einer sorgfältigen Palpation, Auskultation und Blutdruckmessung manche typischen Fehldiagnosen vermieden werden.
Unter Zuhilfenahme der Elektrokardiographie, Phonokardiographie und Sphygmographie und evtl. der Röntgenologie, gelingt meist eine weitgehende qualitative differentialdiagnostische Abklärung.

Aortenstenose – Aortensklerose – angeborene Aortenklappenmißbildung

Eine relativ häufige Fehldiagnose stellt die Diagnose „Aortenstenose" dar.
Für eine hämodynamisch wirksame *Aortenklappenstenose* sprechen folgende

Symptome

Subjektiv:

Gesteigerte muskuläre Ermüdbarkeit bei körperlicher Belastung, Schwindelzustände und kurzes Schwarzwerden vor den Augen bis zu kurzdauerndem Bewußtseinsverlust – black outs – sowie Angina-pectoris-Anfälle.

Objektiv:

Ein lautes spindelförmiges systolisches Geräusch mit punct. max. im II. ICR rechts parasternal, das in die Karotiden fortgeleitet wird (Abb. 6). Meist ist vom I.–III. ICR rechts parasternal und über dem Sternum ein deutliches systolisches Schwirren zu tasten.

Dazu legt man die Handballen und die Hohlhand leicht auf die Thoraxwand auf und läßt den Patienten nach einer 1–3maligen tiefen Inspiration und Exspiration in Exspirationsstellung den Atem anhalten; während der Systole fühlt man dann deutlich das Schwirren als Ausdruck der durch die Wirbelbildungen distal der Klappe fortgeleiteten niederfrequenten Schwingungen. Durch die mehrmalige tiefe Inspiration wird das Schlagvolumen gesteigert und dadurch die Turbulenz distal der stenosierten und stenosierenden Klappe verstärkt.

Die Herztöne sind abgeschwächt (dies trifft häufig nicht für die angeborene Form der Aortenklappenstenose zu).

Der systolische Blutdruck ist meist erniedrigt, die Blutdruckamplitude schmal.

Ein Leiserwerden des Geräusches spricht für eine Abnahme des meist verminderten Schlagvolumens; es bedeutet eine ernste Verschlechterung! Da das Hindernis, d. h. die Stenose nicht geringer wird – sie nimmt höchstens noch zu, wird noch enger –, kann nur das Blutvolumen pro Zeiteinheit, d. h. das Schlagvolumen abgenommen haben, wenn die Turbulenz, d. h. das Geräusch und das Schwirren, abnehmen.

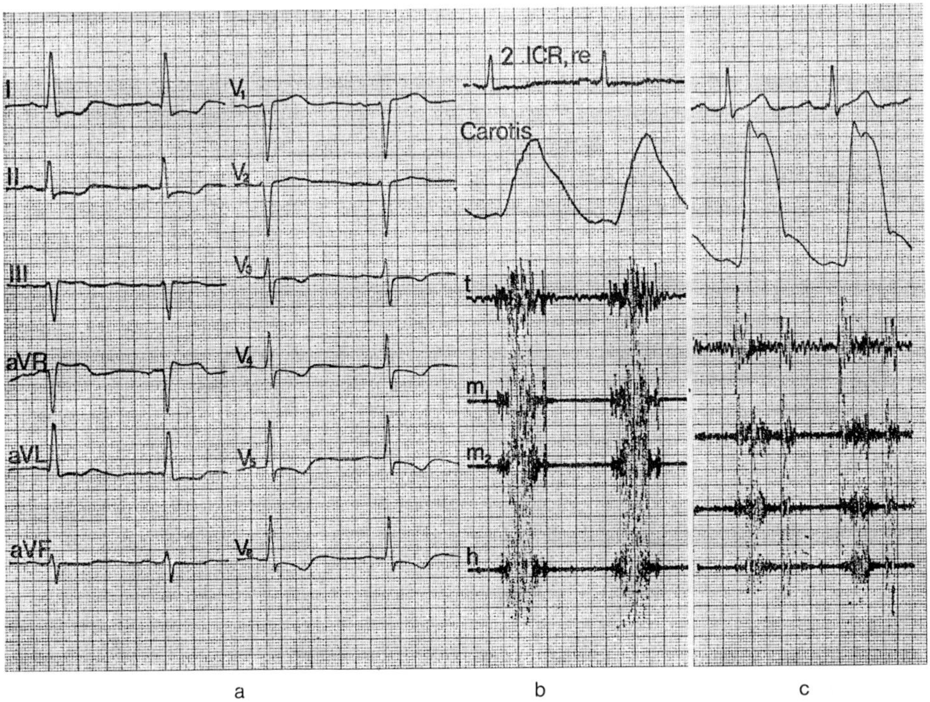

Abb. 6 a) EKG u. b) Pcg bei einer valvulären Aortenstenose, c) Pcg bei einer Aortensklerose.

Das *Karotissphygmogramm* zeigt einen typischen verzögerten systolischen Anstieg mit sägezahnartiger Deformierung, das sog. *Hahnenkamm-Phänomen* (Abb. 6 b und 7 b).
Im *Elektrokardiogramm* sind die Zeichen einer Widerstandsüberlastung der linken Kammer zu erkennen (Linkstyp, negative T-Zacken in Abl. I, aVL und links präkordial, d. h. Diskordanz von QRS und T) (Abb. 6 a).
Je nach dem Schweregrad der Aortenklappenstenose ist die operative Korrektur die *Therapie* der Wahl.

Bei der **Aortensklerose** dagegen, die häufig auf Grund des ähnlichen Geräusches bei älteren Patienten als Aortenklappenstenose fehlinterpretiert wird, *fehlen* das Schwirren, die Fortleitung des Geräusches in die Karotiden und bes. im Karotissphygmogramm der träge Anstieg mit dem Hahnenkamm-Phänomen; auf Grund der arteriosklerotisch bedingten Zunahme der Gefäßrigidität nimmt die Strömungs- und Pulswellengeschwindigkeit zu, der systolische Anstieg im Sphygmogramm wird steiler.
Im *Elektrokardiogramm* fehlen die Zeichen der ausgeprägten Widerstandshypertrophie, außer wenn eine schwere Hypertonie vorliegt. Der Blutdruck ist meist normal bis mäßig erhöht. Die Angaben des plötzlichen Bewußtseinsverlustes werden vermißt.

Die **angeborene Aortenklappendeformierung,** meist in Form einer zweizipfligen Klappe, bedingt häufig eine Turbulenz der Strömung und so ein lautes typisches Preßstrahlgeräusch, ohne daß dabei eine hämodynamisch wirksame Aortenklappenstenose besteht. Häufig geht sie mit einer leichten Aortenklappeninsuffizienz einher.

Symptome

Das systolische Preßstrahlgeräusch, das für eine Aortenklappenstenose spricht steht im Gegensatz zu den fehlenden subjektiven und objektiven Zeichen einer Aortenklappenstenose: keine Schwindelzustände, keine Leistungseinschränkung, normal steiler Anstieg im *Karotissphygmogramm* jedoch mit *spätem Hahnenkamm-Phänomen*, im EKG keine Widerstandshypertrophie der linken Kammer, normaler Blutdruck.

Kombinierter Aortenklappenfehler – Aortenklappeninsuffizienz – postvalvuläre Aortenstenose – Koronararterienanomalie – Ductus arteriosus apertus Botalli

Auf Grund des Auskultationsbefundes kann die Fehldiagnose „kombiniertes Aortenklappenvitium", d. h. Aortenklappenstenose und -insuffizienz, bei einer reinen Aortenklappeninsuffizienz, bei einer angeborenen postvalvulären Aortenstenose und bei einer – seltenen – angeborenen Koronararterienanomalie, sowie bei einem Ductus arteriosus apertus Botalli gestellt werden.

Bei der **Aortenklappeninsuffizienz** (s. S. 21) wird neben dem typischen hochfrequenten diastolischen Decrescendogeräusch im II. ICR rechts parasternal und besonders im III. und IV. ICR links parasternal häufig ein kurzes frühsystolisches Begleitgeräusch im II. ICR rechts parasternal auskultiert, ohne daß eine organische Aortenklappenstenose vorliegt.
Im allgemeinen wird dieses systolische Begleitgeräusch einer Aortenklappeninsuffizienz als Volumengeräusch *(Wolter)* im Sinne einer relativen Aortenklappenstenose, oder als ein durch starke Vibrationen der Aortenwand *(Luisada)* hervorgerufenes Geräusch angesehen.
Nach eigenen intrakardialen und intravasalen phonokardiographischen Untersuchungen handelt es sich jedoch vorwiegend um ein bereits in der Kammer und nicht erst an der Klappe bzw. der Aorta entstehendes „Kompressionsgeräusch" *(Köhler)*.
Die Entstehungsweise des Kompressionsgeräusches im Herzen kann man sich folgendermaßen vorstellen:

a) Besonders im hypertrophierten Herzmuskel entstehen an den Papillarmuskeln, den Sehnenfäden und an den Trabekeln bei schnellen Druckänderungen (plötzliche Kompression mit einer hohen Kontraktionsgeschwindigkeit dP/dt), Wirbelstraßen periodisch sich ablösender Wirbel, die nach der Theorie fluktuierender Wellen zu energiereichen Schallschwingungen führen.
b) Im Moment des isometrischen Druckanstieges kommt es zu einem abrupten Stop des durch die insuffiziente Aortenklappe retrograd einströmenden Blutes – mit Strömungsrichtungsänderung – und zu einer raschen und kräftigen Kompression des vergrößerten enddiastolischen Blutvolumens in der linken Kammer (hohes enddiastolisches Blutvolumen, hohes Schlagvolumen, hohe Kontraktionsgeschwindigkeit mit einer Druckanstiegsgeschwindigkeit dP/dt von mehr als 1800–2000 mm Hg/sec).

Dadurch dürfte die für die Entstehung von Turbulenz im Blut kritische *Reynold*sche Zahl von 970 $\pm$ 80 überschritten werden.

Postvalvuläre Aortenstenose

Auch eine postvalvuläre Aortenstenose kann das Bild einer Aortenklappenstenose und -insuffizienz vortäuschen (Abb. 7 b). Das im Bereich der postvalvulären Aortenstenose (also distal der Aortenklappe) entstehende rauhe systolische Preßstrahlgeräusch wird, wie das der valvulären Aortenstenose, in die Karotiden fortgeleitet; ebenso ist auch hier ein deutliches systolisches Schwirren zu tasten. Die Herztöne sind jedoch, im Gegensatz zur erworbenen Aortenklappenstenose nicht abgeschwächt, da die Aortenklappe intakt ist.
Das hochfrequente diastolische Decrescendogeräusch über der Herzbasis – bedingt durch den diastolischen Bluteinstrom von der Aorta ascendens durch die Gefäß-

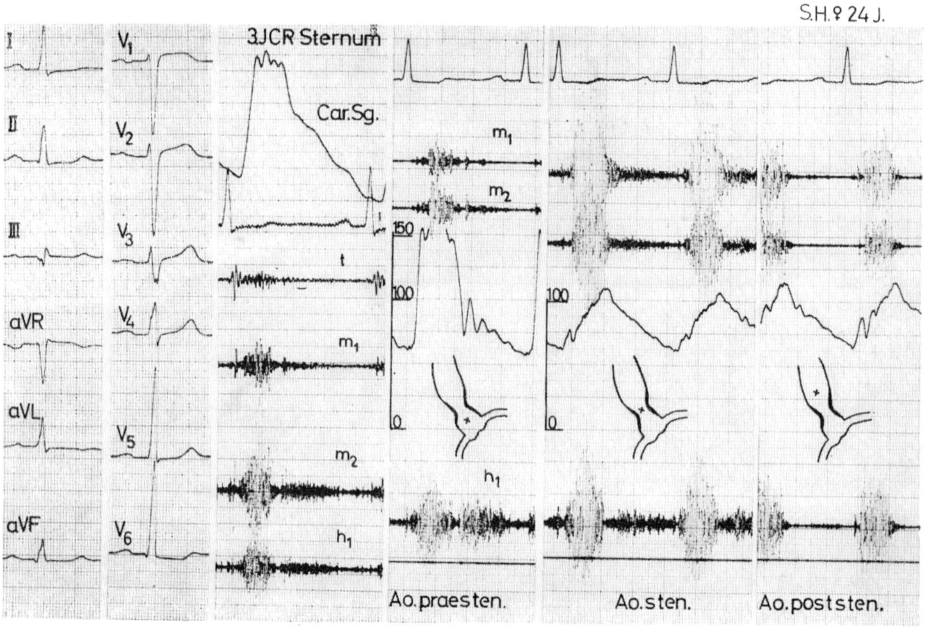

Abb. 7 Postvalvuläre Aortenstenose.
a) EKG, b) Pcg, c–e) intravasales Pcg und Druckablauf (0, 100, 150 mm Hg), c) im proximalen prästenotischen Teil der Aorta, d) innerhalb und e) distal der Stenose.

stenose in die Koronararterien – entspricht ebenfalls dem der Aortenklappeninsuffizienz. Es wird jedoch nicht von den übrigen klinischen Symptomen einer hämodynamisch wirksamen Aortenklappeninsuffizienz begleitet:
Der Blutdruck zeigt einen niedrigen systolischen und normalen diastolischen Wert, d. h. eine kleine Blutdruckamplitude. Im EKG erkennt man die Zeichen einer Überlastung der linken Kammer, jedoch ohne die für eine Aortenstenose typischen Zeichen einer Widerstandshypertrophie, d. h. keine Zeichen einer Diskordanz von QRS und T. Zum Teil wird über stenokardische Beschwerden geklagt.
Bei intravasaler Druck- und Schallregistrierung kann, je nach Ausprägung der Anomalie, im postvalvulären, aber prästenotischen Bereich der Aorta neben dem lauten, hochfrequenten Diastolikum ein deutliches systolisches Kompressionsgeräusch registriert werden (Abb 7 c), das allerdings deutlich leiser ist, als das intra- und poststenotische Preßstrahlgeräusch (Abb. 7 d, e). Im prästenotischen Aortenbereich ist die Druckanstiegszeit dP/dt auf ca. 3000 mm Hg/sec stark beschleunigt.
Eine rasche Operation der Gefäßanomalie ist die Therapie der Wahl, ehe sich sekundär degenerative Veränderungen ausbilden.

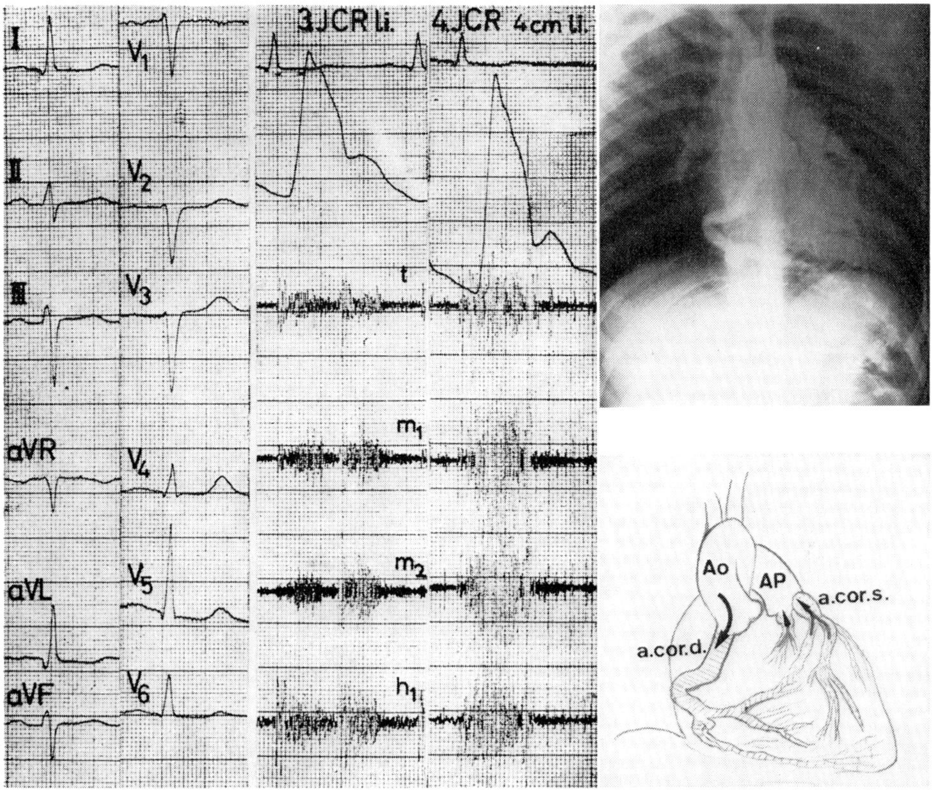

a b c d

Abb. 8 Bland-White-Garland-Syndrom mit zusätzlicher dritter Koronararterie, die ebenfalls von der Pulmonalarterie entspringt.
Ao = Aorta, AP = A. pulmonalis, a. cor. d. = A. coronaria dextra, a. cor. s. = A. coronaria sinistra. ↗ Richtung der koronararteriellen Blutströmung.

Angeborene Koronararterienanomalie mit Links-Rechts-Shunt

Bei einem Fehlabgang der linken Koronararterie von der Pulmonalarterie (*Bland-White-Garland*-Syndrom) wird das Säuglingsalter nur bei genügender Kollateralbildung von der rechten Koronararterie aus überlebt. Es kommt bei der Erwachsenenform zu einer starken Erweiterung der rechten Koronararterie mit Eröffnung weiter Kollateralen, die dann den Bereich der linken Koronararterie versorgen, die aber auch in die linke Koronararterie einmünden (Abb. 8 d). Dadurch entsteht ein koronares Steal-Syndrom, wobei das arterielle Blut von der rechten Koronararterie über die Anastomosen direkt in die linke Koronararterie gelangt und in dieser, entsprechend dem arteriovenösen Druckgefälle, die Blut strömung zur Pulmonalarterie hin umleitet. Das arterialisierte Blut gelangt so direkt im Sinne eines Links-Rechts-Shunts über die linke Koronararterie in die Pulmonalarterie.

Symptome

Klinisch können die jugendlichen Patienten oft zunächst beschwerdefrei sein, ehe es zu rasch zunehmenden Belastungsstenokardien und einer Belastungsherzinsuffizienz oder sogar zum akuten Tod kommt.

Objektive Befunde:

Auskultatorisch findet sich, je nach Ausbildung der anastomosierenden Kollateralen – wobei es besonders auf den Gefäßquerschnitt der einzelnen Koronargefäße ankommt –, ein relativ lautes hochfrequentes protodiastolisches Decrescendogeräusch mit punct. max. im III. ICR links parasternal (Abb. 8 b), das dem einer Aorteninsuffizienz weitgehend gleicht. An dem gleichen Auskultationspunkt ist auch ein mittleres niederfrequentes angedeutetes spindelförmiges holosystolisches Geräusch zu hören; häufig ist an umschriebener Stelle im IV.–V. ICR etwa 4–6 m links parasternal ein lautes holosystolisches Spindelgeräusch zu hören (Abb. 8 c).

Der Blutdruck zeigt, je nach der Größe des koronaren Links-Rechts-Shunts, eine große Amplitude von ca. 140/60 mm Hg, aber kein sog. „Nullphänomen" (s. S. 21).

Im EKG erscheinen für das Alter und häufig zunächst für den Allgemeinzustand des Patienten ungewöhnliche Zeichen einer Überlastung der linken Kammer, wie z. B. aus dem EKG (Abb. 8 a) einer 18jährigen, schlanken, bis vor 3 Jahren sportlich voll aktiven Patientin hervorgeht:

für das Alter und die Konstitution ungewöhnlicher Linkstyp, z. T. Zeichen der linksventrikulären Hypertrophie und flach positive bzw. negative T-Zacken in Abl. I, aVL und links präkordial, z. T. Zeichen der Ischämie.

Diese Symptome sollten immer an eine solche kongenitale Anomalie denken lassen, die eine zunehmende Minderdurchblutung des Myokards bewirkt.

Die rechtzeitige differentialdiagnostische Klärung ist deshalb so entscheidend wichtig, weil es sich um jugendliche, zunächst scheinbar voll leistungsfähige Patienten handelt, die von einem plötzlichen Tod bedroht sind, wenn die Anomalie nicht rechtzeitig operativ korrigiert wird. Die Operation kann heute in jeder herzchirurgischen Abteilung durchgeführt werden. Die Langzeitprognose nach einer Operation hängt in erster Linie von dem rechtzeitigen Zeitpunkt der Operation ab, d. h. von dem myokardialen Zustand (Ausbildung einer reaktiven Hypertrophie mit ischämisch degenerativen Veränderungen).

Ductus arteriosus apertus Botalli mit Links-Rechts-Shunt

Symptome

Systolisch-diastolisches Maschinengeräusch mit punct. max. im II.–III. ICR links parasternal. Das systolische Geräusch weist einen – sonst sehr selten zu beobachtenden – Crescendo-Charakter auf, mit Amplitudenmaximum kurz vor oder während des II. Herztons (Abb. 9).

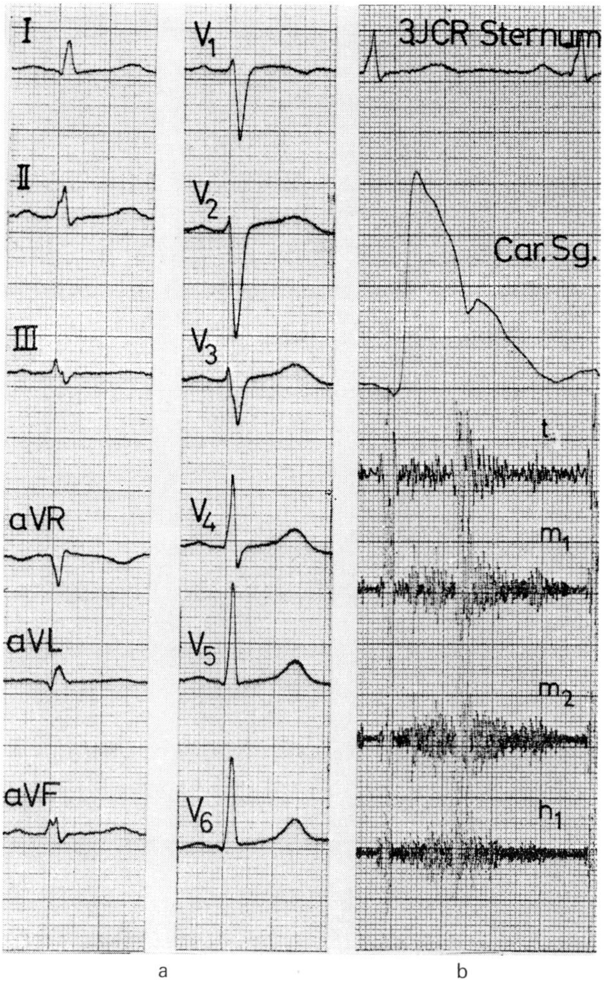

Abb. 9 Ductus arteriosus apertus mit Links-Rechts-Shunt.

Das mittel- bis hochfrequente diastolische Geräusch füllt, besonders bei einem *großen* Links-Rechts-Shunt, fast die ganze Diastole aus.
Ein Leiser- und Kürzerwerden des Geräusches spricht für eine sich entwickelnde pulmonale Hypertonie und ist ein prognostisch ungünstiges Zeichen!

Ductus arteriosus apertus Botalli mit pulmonaler Hypertonie und Rechts-Links-Shunt (Abb. 10)

Mit steigendem intrapulmonalem Druck nimmt der aorto-pulmonale Druckgradient und somit der Links-Rechts-Shunt ab, die Geräusche werden leiser und kürzer und dadurch voneinander abgesetzt (systolisches Spindelgeräusch und davon abgesetzt ein diastolisches Decrescendogeräusch).

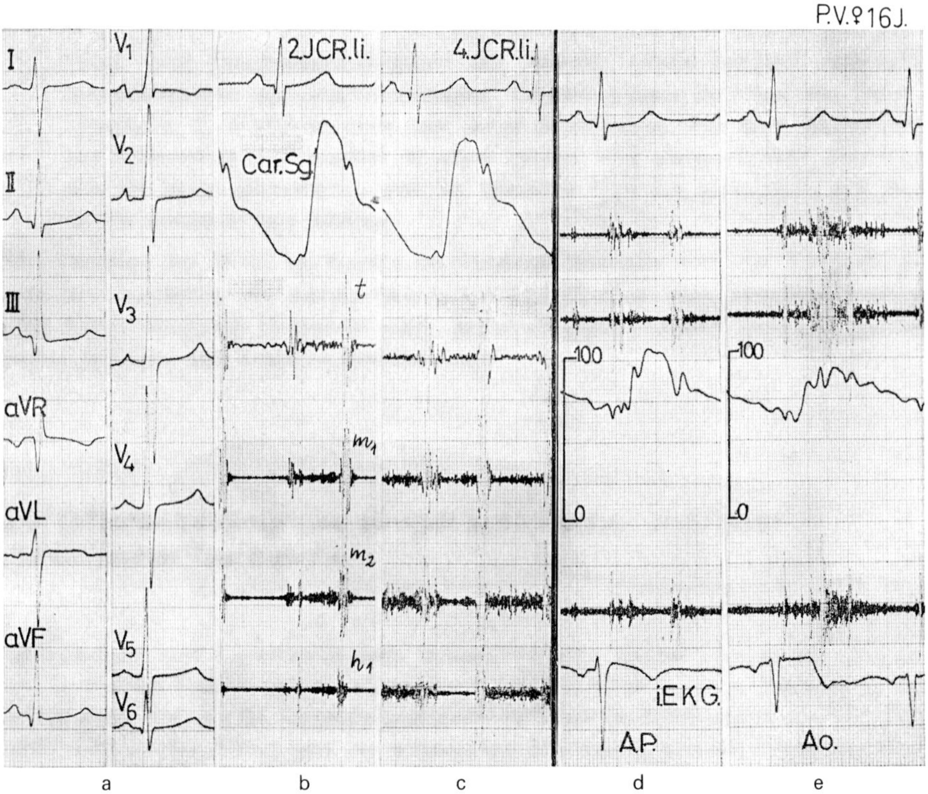

Abb. 10 Ductus arteriosus apertus mit pulmonaler Hypertonie und Shuntumkehr. d) und e) intravasale Schall- und Druckregistrierung (0 bis 100 mm Hg), Ao = Aorta, AP = A. pulmonalis, i. EKG = intravasales EKG.

Nimmt der Pulmonalarteriendruck weiter zu, so daß er den Aortendruck übersteigt, kommt es zu einer Shunt-Umkehr mit einer Zyanose, die aber häufig erst bei Belastung zu erkennen ist.

Symptome

Zunehmende Leistungsminderung, zunehmende Belastungs- und evtl. Ruhezyanose, mit Akrozyanose und Ausbildung von Trommelschlägelfingern und -zehen, evtl. Kachexie.

Auskultatorisch hört man nun im II. ICR links parasternal (Abb. 10 b) eine weite „Spaltung" des ersten Herztones, bedingt durch einen pulmonalen Dehnungston und ein mitt- bis spätsystolisches relativ rauhes leises Geräusch. In diesem Bereich ist kein diastolisches Geräusch zu hören; dieses wird hörbar im IV. ICR links parasternal (Abb. 10) als lautes hochfrequentes fast holodiastolisches Geräusch mit mehr oder weniger ausgeprägter Decrescendo-Charakteristik, die u. a. von dem jeweiligen Druckgradienten zwischen dem diastolischen Druck in der Pulmonalarterie und dem

in der Aorta abhängt. Bei Druckausgleich zwischen Aorta und Pulmonalarterie können die Geräusche mehr oder weniger verschwinden.
Bei intravaskulärer Registrierung ist in der Aorta (Abb. 10 e) ein typisches spätsystolisches Crescendogeräusch und ein hochfrequentes diastolisches Decrescendogeräusch zu registrieren, während die Pulmonalarterie (Abb. 10 d), im Gegensatz zu dem Zustand bei einem Links-Rechts-Shunt, keine Geräusche aufweist.
Im EKG sind als Ausdruck der starken intrapulmonären Drucksteigerung die deutlichen Zeichen einer rechtsventrikulären Hypertrophie zu erkennen (Rechtstyp, hohe R,- bzw. R'-Zacken rechts präkordial).

Es sollte immer daran gedacht werden, daß bei den *kongenitalen Vitien* die Geräusche seit der ersten Untersuchung im Kleinkindesalter bereits bekannt sind, während sie bei den *erworbenen* entzündlich-rheumatischen erst nach der (Streptokokken-)Infektion entstehen. In der Anamnese sind meist häufige Anginen eruierbar, während ein echtes rheumatisches Fieber relativ selten angegeben wird.
Wird ein bekanntes Preßstrahlgeräusch (Pulmonalstenose, Aortenstenose) leiser, so ist dies als eine Verschlechterung der kardialen Leistung anzusehen. Das gleiche gilt für das Geräusch beim Ductus arteriosus apertus Botalli.
Bei den Rückstromgeräuschen der Pulmonalinsuffizienz und der Aortenklappeninsuffizienz, wie aber auch bei den systolischen Geräuschen der Mitral- und Trikuspidalinsuffizienz spricht dagegen ein Lauterwerden der Geräusche für eine Zunahme der Klappeninsuffizienz.
Ein Beispiel für eine solche akute lebensbedrohliche Verschlechterung soll diesen Abschnitt beenden. Es weist auf die Bedeutung der Auskultation und Sphygmographie für die rasche differentialdiagnostische Klärung dieses schweren Zustandsbildes hin.

Akute Aortenklappeninsuffizienz (Abb. 11)

Bei einem 21jährigen Patienten, der vor mehreren Jahren wegen einer Aortenisthmusstenose erfolgreich operiert worden war und bei dem eine leichte Aortenklappeninsuffizienz bestand, trat im Verlauf einer *floriden Endokarditis* eine *akute Aortenklappeninsuffizienz* auf. Der Patient war gegen den ausdrücklichen Rat der behandelnden Ärzte aufgestanden und hatte sich körperlich belastet; dabei trat ein akutes Lungenödem auf, das nur schwer beherrscht werden konnte. Auskultatorisch hörte man nun neben einem lauten systolischen Geräusch auch ein sehr lautes diastolisches Decrescendogeräusch, das sowhl im II. ICR rechts parasternal als auch links parasternal bis zum V. ICR hin gehört werden konnte. Im *Sphygmogramm* läßt sich keines der für einen Karotispuls typischen Zeichen mehr nachweisen. Die Kurvenform ist weitgehend *ventrikularisiert.* Das bedeutet, daß die Aortenklappe weit offenstehen muß, so daß sich die systolische und diastolische Druckkurve aus der linken Kammer in die Gefäße hineinprojiziert.

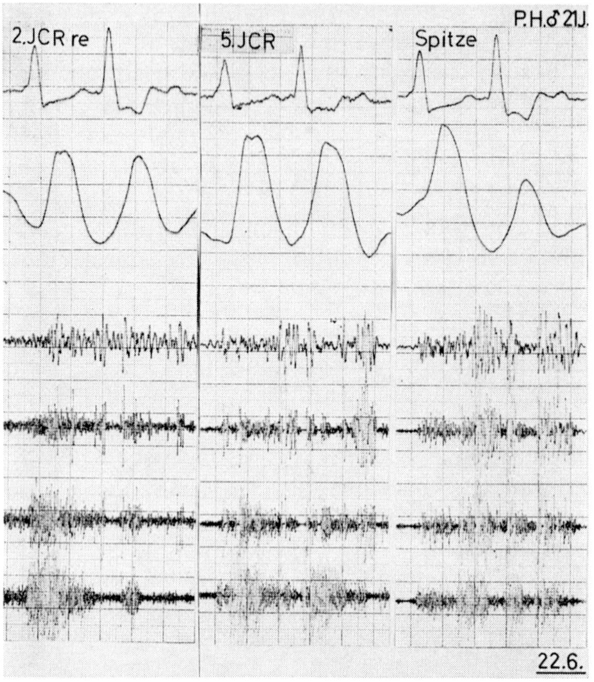

Abb. 11 EKG, Karotis-Sphygmogramm und Pcg bei akuter Aortenklappeninsuffizienz.

Es wurde deshalb ein akuter Klappeneinriß angenommen, der bei der Operation, die als ultima ratio durchgeführt wurde, bestätigt wurde: Es fand sich ein großes Loch in der hinteren Taschenklappe bei floriden endokarditischen Veränderungen.

Wenn auch die Prognose der Herzoperation in diesem schlechten progredienten Zustand relativ ungünstig ist, so ist sie doch erheblich besser als die des Versuchs einer konservativen Therapie. Auf Grund des Klappeneinrisses kommt es nämlich über das ungestört in die Kammer zurückströmende Pendelblut zu einer raschen, extremen Zunahme des enddiastolischen Volumens mit einer starken Dilatation der gesamten Kammer einschließlich des Mitralklappenringes und so rasch zu einem nicht mehr zu beherrschenden Linksversagen des Herzens mit Ausbildung eines akuten Lungenödems.

II. Fehldiagnosen zwischen dem kardio-vaskulären System und anderen Organsystemen

Als weitere Gruppe sollen nach den Fehldiagnosen innerhalb des Herz- und Kreislaufsystems nun die Möglichkeiten aufgezeigt werden, bei denen Störungen des Herz-Kreislaufsystems fälschlicherweise auf andere Organe bezogen werden und umgekehrt.

Symptom: Herzschmerz

Die Fehlinterpretation des Symptoms Herzschmerz und die darauf aufbauenden therapeutischen Fehlentscheidungen können in der Praxis wie in der Klinik fatale Folgen haben. Die Gesundheit, ja eventuell das Leben des Patienten kann auf Grund unserer Fehldiagnose akut bedroht werden.
Einmal nämlich kann der echte vom Herzen ausgehende Schmerz fälschlich auf andere Organe bezogen werden und als eine Cholezystitis, Pankreatitis oder einfach als „Sodbrennen" fehlinterpretiert werden.
Zum anderen können von anderen Organen ausgehende Schmerzen fälschlich auf das Herz projiziert werden, wie z. B. eine abdominelle Perforation, ein Aneurysma dissecans der Aorta, ein Spontanpneumothorax, eine Pleuritis, eine Hiatushernie oder ein Cervikalsyndrom. Auch die Pericarditis akuta kann Ursache einer Fehldiagnose sein, wobei allerdings in diesem Falle der Schmerz zwar vom Herzen ausgeht, aber dann als Ischämieschmerz angesehen werden kann.
Die Lokalisation bzw. die Ausstrahlung der vom Herzen ausgehenden Schmerzsensationen ist, ebenso wie die von anderen Organen auf das Herz projizierten „Herzschmerzen", durch die *Innervation* des Herzens bedingt.

Von den peripheren Reizempfängern in den Wandschichten der Koronararterien, im Perikard und im Myokard gelangen die Nervenreize über vorwiegend sympathische Fasern des Plexus cardiacus über den linksseitigen Grenzstrang, die Spinalganglien C_8 bis Th_{4-5}, die sensiblen Spinalfasern,

die graue Substanz der Hinterhörner des Rückenmarkes und über den Tractus spinothalamicus zu den zerebralen Schmerzzentren.
Die Projektion der vom Herzen ausgehenden abdominellen Sensationen geschieht über eine Irritation des Nervus splanchnicus.

Auf diesem komplizierten Weg können sensible Nervenbahnen anderer Organe irritiert werden (Leitungsirritation); ebenso jedoch können auch über Nervenfasern anderer Organe in Höhe von C_8 bis Th_5 Sensationen, die von diesen Organen ausgehen, auf das Herz projiziert werden. Hierbei ist besonders an *spondylotische Prozesse* an den Foramina intervertebralia zu denken (röntgenologische Untersuchung der HWS unter besonderer Darstellung der Foramina kann diesen Befund klären);
und seltener an eine *Hiatushernie* (krampfartige Schmerzen, die besonders in horizontaler Lage, also im Liegen auftreten und beim Stehen schwinden).

Myokardial bedingter Herzschmerz

Myokardinfarkt

Als erstes wird man bei dem Symptom „akuter Herzschmerz" an eine myokardiale Durchblutungsstörung, eine Ischämiereaktion bzw. an den akuten Myokardinfarkt denken, insbesondere, wenn der Herzschmerz die typische Charakteristik, Lokalisation und Ausstrahlung aufweist und mit den im folgenden aufgeführten *Symptomen* vergesellschaftet ist.
Dieses akute *Myokardischämiesyndrom* ist meist unverkennbar (Tab. IV., Falttafel):
Stunden- bis tagelang anhaltende oder in Wellen sich verstärkend und wieder abschwellende, mehr oder weniger erträgliche, *retrosternale Dauerschmerzsensationen,* die sich zum Teil bis zur Unerträglichkeit steigern und von wühlendem, stechendem oder krampfartigem Charakter mit Vernichtungsgefühl – *Vernichtungsschmerz* und *Todesangst* – sind.
Der Patient macht einen schwerstkranken, ängstlichen Eindruck;
er spricht und klagt jedoch relativ wenig und macht

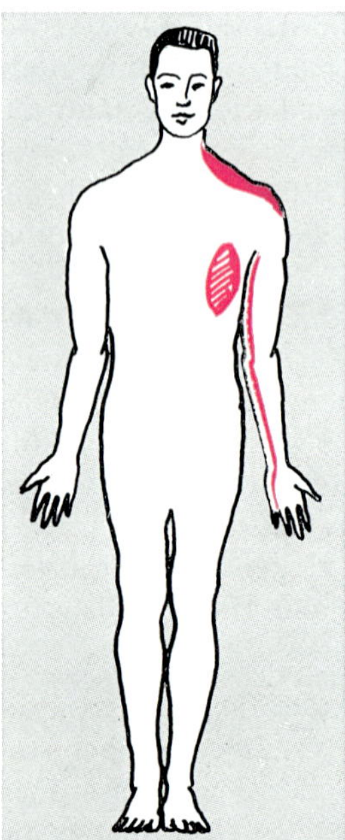

Abb. 12 Schmerzlokalisation und Schmerzausstrahlung bei funktioneller Dyskardie – Da Costa-Syndrom.

fast immer bei der Schilderung seiner Beschwerden die *typische Handbewegung* der sich vor dem Sternum zur Faust zusammenkrampfenden Hand oder er zeigt mit beiden Händen, wie sich ein eiserner Ring um seinen Thorax und/oder um seinen Hals legt und ihn abschnürt.

Die nur subjektiv „Herzkranken", die vegetativ labilen Patienten mit einem sogenannten *Da Costa*-Syndrom, schildern dagegen ihre Beschwerden aggravierend unter beredten Klagen und zeigen dabei, entsprechend der Schmerzlokalisation, auf die Gegend der Herzspitze hin (Abb. 12). Die Zeichen der Todesangst und der Vernichtungsschmerz, sowie die nachfolgend geschilderten Kollapserscheinungen fehlen.

Beim akuten Myokardinfarkt finden sich typische *Schmerzausstrahlungen* (s. Abb. 13) auf die ulnare Innenseite des linken Armes oder seltener beider Arme, in das oder die Handgelenke bis in den kleinen Finger hinein; häufig mißgedeutet als Halsschmerzen, Zahnschmerzen, Sodbrennen wird die Schmerzausstrahlung in den Hals, entlang der Karotiden bis in beide Unterkiefer; oft wird auch eine Ausstrahlung in den Rücken interscapulär angegeben. (Der Patient hat das Gefühl, als ob ein Messer durch die Brust gestochen wird und zwischen den Schulterblättern zu spüren ist.) Manchmal wird jedoch als wesentliches nur der interscapulare Schmerz und „rheumatische Beschwerden" im Schulter-Oberarmbereich angegeben.

Von differentialdiagnostisch großer Bedeutung sind die nicht selten zu beobachtenden Schmerzausstrahlungen in das Abdomen mit atypischen abdominellen

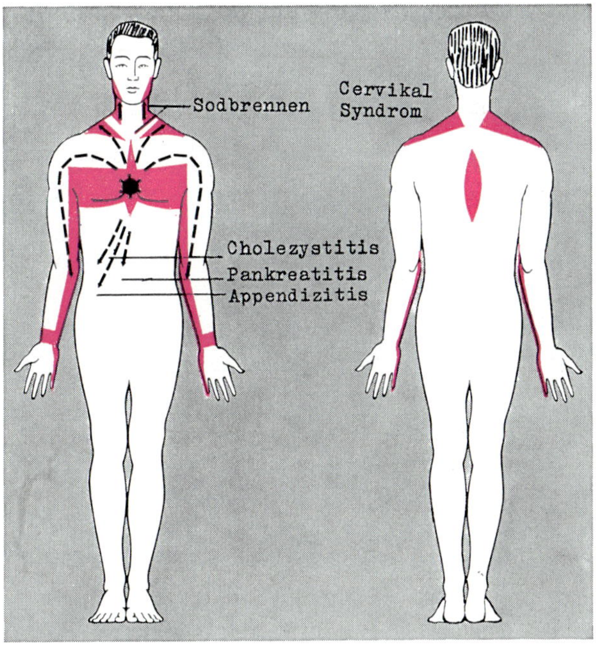

Abb. 13 Schmerzlokalisation und Schmerzausstrahlung bei einem akuten Myokardinfarkt und bei der Angina pectoris gravis (nach *J. A. Köhler*, 1970).

Schmerzlokalisationen, die eventuell zu der verhängnisvollen Fehldiagnose eines „akuten Abdomens", Appendizitis, Cholezystitis, Pankreatitis führen können.

Ein Beispiel möge dies veranschaulichen: Eine 45jährige Frau wurde wegen akuter, nicht nachlassender Schmerzen im rechten Ober- und Mittelbauch in eine chirurgische Abteilung eingewiesen. Der Palpationsbefund war nicht ganz eindeutig und ergab sowohl eine deutliche Druckempfindlichkeit im Gebiet der Gallenblase wie auch der Appendix. Die rasch ansteigende mäßige Leukozytose und Blutsenkungsreaktion und der mäßige Temperaturanstieg ließen eine baldige Probelaparatomie erforderlich erscheinen. Im Elektrokardiogramm jedoch waren, wenn zunächst auch noch diskrete, aber doch eindeutige Zeichen eines akuten Vorder-Seitenwandinfarktes zu erkennen, womit die Diagnose und die darauffolgende Therapie richtiggestellt werden konnten. Die Bestimmung der Transaminasen im Serum bestätigte weiterhin die Diagnose des akuten Myokardinfarktes.

Häufig ist ein *Blutdruckabfall* zu beobachten, zum Teil mit Kollapszuständen (kalter Schweißausbruch, kühle, blasse Haut mit Akrozyanose, motorische Unruhe und Angstzustände). Bei Hypertonikern „normalisiert" sich dabei scheinbar der Blutdruck! Daher ist die ungefähre Kenntnis des Ausgangsblutdruckes vor dem Ereignis unerläßlich.
Auch Übelkeit, Erbrechen, plötzliche körperliche Müdigkeit und Abgeschlagenheit, insbesondere wenn gleichzeitig Herzrhythmusstörungen auftreten, werden als *Frühzeichen* des akuten Myokardinfarktes beobachtet und sind deshalb für die Praxis von besonderer Bedeutung.
Die *Herzfrequenz* kann unauffällig sein. Beim Auftreten von Arrhythmien ist besondere Vorsicht geboten: Extrasystolie und Bradykardie (weniger als 60 bis 64/Min.) bergen über die Aktivierung ektoper Erregungszentren die Gefahr eines

Antiarrhythmische Soforttherapie beim akuten Myokardinfarkt

Bei Bradykardie
0,5 mg Atropin i.v., wobei darauf zu achten ist, daß die Wirkung nur 1–2 Stunden oder kürzer andauert, so daß dann wieder eine erneute Injektion erforderlich sein kann.
4,0 bis 8,0 mg Oxyfedrin (Ildamen®) i.v. oder perlingual als Zerbeißkapsel (16 mg) hat sich gerade bei der hypodynamen Form („Sonntagsinfarkt") bewährt.

Bei Tachykardie und Extrasystolie
100 mg Lidocain (Xylocain®) langsam i.v., auch hier ist der Effekt relativ flüchtig und macht eine erneute Injektion oder eine Dauertropfinfusion erforderlich.

Bei av-Block
0,5 g Alupent i. v. oder mehr!

plötzlichen Kammerflimmerns in sich. Die *sofortige* antiarrhythmische Therapie ist an Ort und Stelle zu beginnen.
Temperatursteigerung und Beschleunigung des BKS treten meist erst am zweiten und dritten Tag auf. Sie sind also keine Frühsymptome. Die leichte Hyperglykämie ist häufig nur wenig ausgeprägt.
Wie auch aus dem geschilderten Beispiel ersichtlich, sind die typischen Veränderungen des Elektrokardiogramms und der Serum-Enzymaktivitäten (Transaminasen) beweisend für den abgelaufenen Myokardinfarkt.

EKG

Die *elektrokardiographischen Zeichen* des frischen transmuralen Myokardinfarktes (Abb. 14), die sich jedoch erst nach einer Latenz von 8 bis 24 Stunden ausbilden, sind: Abnahme der Amplituden, relative Hebung der ST-Strecke auf der anliegenden und spiegelbildliche Senkung der ST-Strecke auf der kontralateralen Seite. In den anliegenden Ableitungen bilden sich mehr oder weniger ausgeprägte Q-Zacken mit Deformierung der Kammergruppen (QRS) aus.

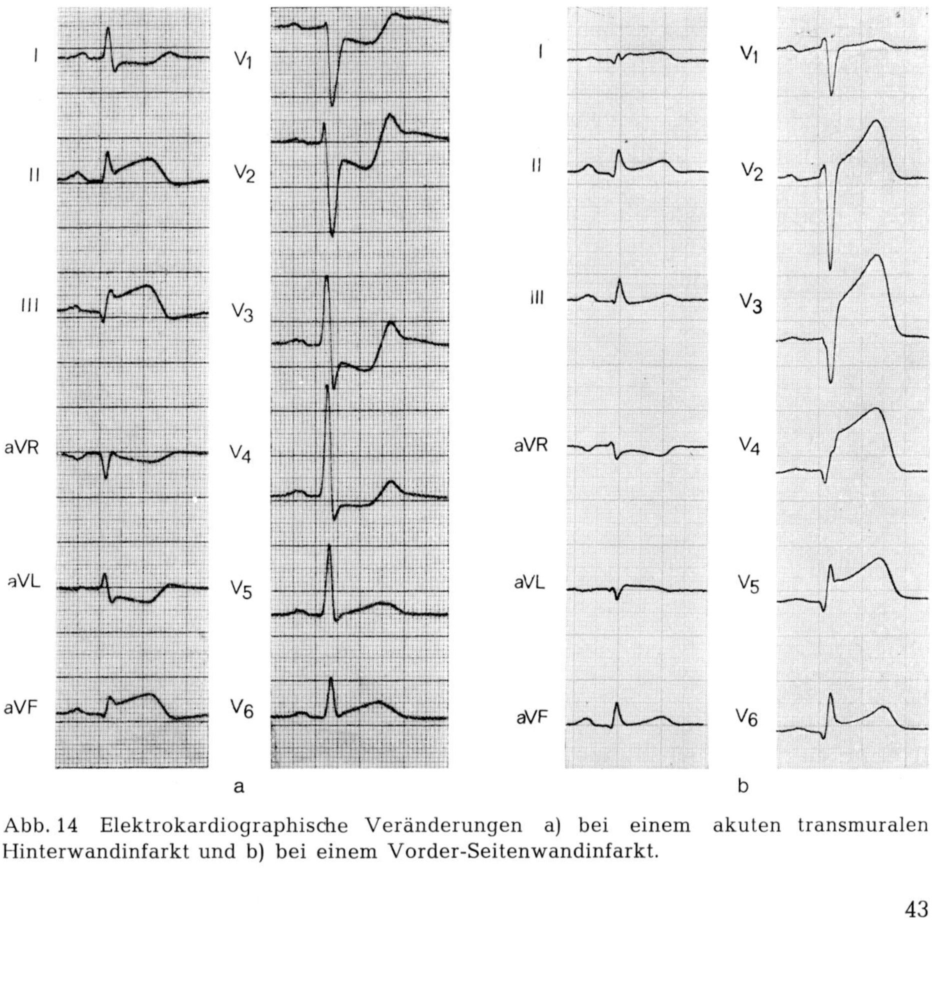

Abb. 14 Elektrokardiographische Veränderungen a) bei einem akuten transmuralen Hinterwandinfarkt und b) bei einem Vorder-Seitenwandinfarkt.

Beim *Hinterwandinfarkt* erscheinen daher eine ST-Hebung mit Ausbildung einer Q-Zacke in den Ableitungen III und aVF, weniger ausgeprägt in II und eventuell in V_6 und V_7 und eine spiegelbildliche ST-Senkung in I, aVL und eventuell in V_1–V_3.
Beim *Vorderwandinfarkt* dagegen wird eine, allerdings geringer ausgeprägte, ST-Hebung und Ausbildung von Q-Zacken in Abl. I und aVL, eine deutlicher ausgeprägte in V_1–V_5 und eine spiegelbildliche ST-Senkung, die ebenfalls nur gering ausgeprägt ist, in Abl. III und aVF gefunden. Bei Beteiligung des Kammerseptums verschwindet – als Ausdruck der gestörten Septumerregung von links nach rechts – die initiale R-Zacke in den Abl. V_1–V_3 = *R-Verlust*, und es erscheint ein qS- oder QS-Typ. Dies kann bei einem reinen Septum-Infarkt häufig das einzige faßbare Zeichen sein.
Die typischen elektrokardiographischen Veränderungen eines Hinterwandinfarktes kommen also besonders in den Standardableitungen, die des Vorder- und Seitenwandinfarktes in den Brustwandableitungen, hier mit R-Verlust zur Darstellung (Abb. 14).

Die Ursache hierfür liegt in dem Verhältnis der Lage des Herzens im Thorax zu den verschiedenen EKG-Abteilungen, auf die sich die Summe des elektrischen Geschehens des Herzens bekanntlich projiziert. Entsprechend dieser topographischen Lage des Herzens – die Längsachse läuft annähernd von kranial rechts und dorsal nach kaudal links und ventral – zeigt die sogenannte Vorderwand des Herzens nach vorn und links oben, das heißt zu den Abl. I, aVL und V_2–V_5 hin (Abb. 15). Die sogenannte Hinterwand des Herzens liegt dagegen bildlich gesprochen auf den Abl. II, III und aVF und wird auf diese projiziert.

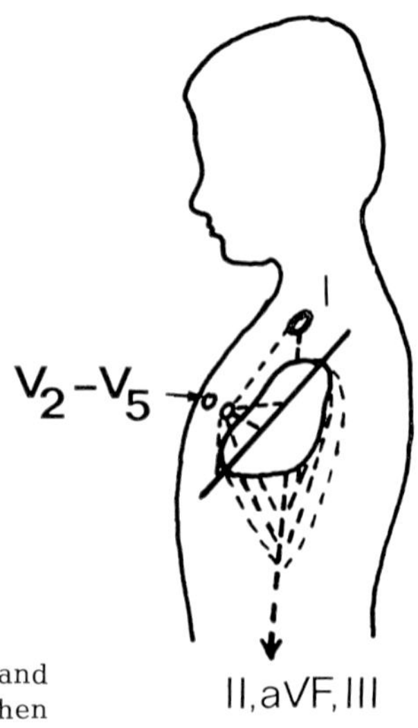

Abb. 15 Projektion der Vorder-Seitenwand und der Hinterwand des Herzens auf die verschiedenen elektrokardiographischen Ableitungsebenen.

Es sei noch einmal betont, daß sich die typischen elektrokardiographischen Veränderungen erst 8 bis 24 Stunden nach dem akuten Ereignis ausbilden. Sie sind daher *kein Frühsymptom*. Herzrhythmusstörungen – gehäufte Extrasystolen, ektope tachykarde oder bradykarde Rhythmen – dagegen können zu den frühe-

sten Zeichen zählen. Ihnen kommt deshalb in der Synopsis mit dem typischen Schmerzsymptom eine besondere differentialdiagnostische und therapeutische Bedeutung für die Praxis zu.
Zur Sicherung der Diagnose haben sich neben der Anamnese und dem Elektrokardiogramm die Bestimmung der Enzymaktivitäten im Serum bewährt: Neben der Bestimmung der Kreatinphosphokinase – CPK (Anstieg bereits 2 bis 4 Stunden nach dem Infarkt), der Serum-Glutamat-Oxalessigsäure-Transaminase – SGOT (Anstieg 6 bis 12 Stunden nach Eintritt des Infarktes), besitzt die Alphahydroxybutrat-Dehydrogenase – αHBDH eine besondere differentialdiagnostische Wertigkeit, da nur die αHBDH organspezifisch für die Myokardzelle ist! Sie steigt daher nur beim Untergang von Myokardzellen an, während die CPK auch aus der Skelettmuskulatur (z. B. bei Muskelquetschungen) und die SGOT aus der Lunge und Leber stammen kann (z. B. unter anderem bei starken Lungen- oder Leberstauungen) (Tab. III und Abb. 16). Zur Vermeidung einer Fehldiagnose ist deshalb in der Klinik die wiederholte Bestimmung der CPK als Frühdiagnose und der αHBDH und/oder zur Verlaufskontrolle und späteren Sicherung angezeigt. Die LDH und HBDH steigen nämlich erst 1 bis 3 Tage nach dem Infarkt an, bleiben dann aber noch 10 bis 14 Tage erhöht.

Differentialdiagnose

Für die *Differentialdiagnose* des Myokardinfarktes in der Praxis ist es wichtig zu wissen, besonders bei atypischen Beschwerden, z. B. „Sodbrennen", Schmerzen

	Normalwerte NW bis	**Herzinfarkt** Anstieg Beginn Stunden	Max. Stunden	Höhe NW x	Normalisierung Tage	Spezifität
SGPT	12 mU/ml	10–12	24–48	x 2–3	3–6	können auch aus Leber
SGOT	12 mU/ml	6–12	24–48	x 5	3–5	und Lunge stammen
CPK	1 mU/ml	2–4	12–24	x 5	3–4	kann auch aus Skelettmuskulatur stammen
α-HBDH	140 mU/ml	14–48	2.–4. Tag	x 5	> 10	spezifisch für Myokardzellen
LDH	190 mU/ml	24–48	2.–4. Tag	x 3	> 10	kann auch aus Leber und Lunge stammen

Tab. III Normalwerte der Enzymaktivitäten im Serum und deren Veränderungen nach einem akuten Myokardinfarkt (nach *J. A. Köhler, 1970*)

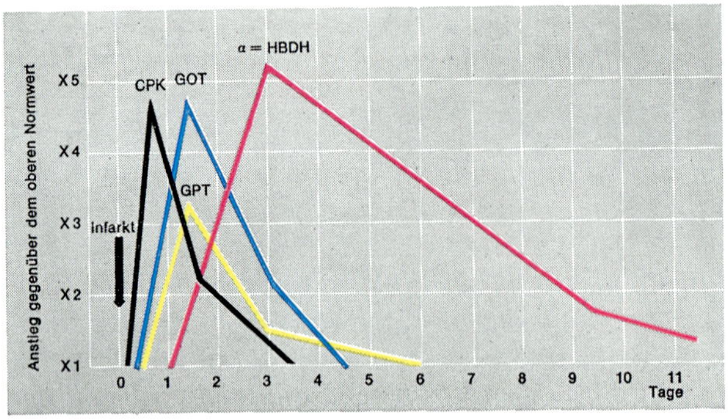

Abb. 16 Verhalten der Enzymaktivitäten (Serumtransaminasen) nach einem akuten Myokardinfarkt (nach *J. A. Köhler*, 1970).

im Hals und im Unterkiefer, daß sich die durch einen Infarkt bedingten Beschwerden unter *körperlicher Belastung*, das heißt bei zunehmendem Sauerstoffverbrauch des Herzens und bei O_2-Mangel steigern! Im Gegensatz zur Angina pectoris simplex sprechen diese Beschwerden nicht auf die Gabe von Nitroglycerin an! (Tab. IV).

Cervikalsyndrom

Beim sogenannten *Cervikalsyndrom* sind die Schmerzen dagegen unabhängig von der körperlichen Belastung, sie nehmen meist beim Drehen des Kopfes oder besonders bei manuellen Manipulationen an der Halswirbelsäule zu. Die Röntgenaufnahme der Halswirbelsäule, besonders der Foramina, sichert die Diagnose.

Sodbrennen

Substernale in den Hals hinaufsteigende brennende Schmerzen, häufig durch eine Gastritis bedingt, sind ebenfalls belastungsunabhängig und lassen sich durch die Gabe von Antazida beseitigen oder vermindern. Außerdem fehlt allen diesen genannten Beschwerden die übrige Symptomatik des Schocks und der Rhythmusstörungen.

Der stumme Infarkt

Der schmerzlose sogenannte *stumme Infarkt* bei mehr oder weniger ausgeprägter übriger klinischer Symptomatik ist relativ selten (nach *Rosemann* in 4,5 %). Bei Bezugnahme auf autoptisch gefundene Herzinfarkte liegt diese Zahl der schmerzfreien Infarkte jedoch deutlich höher, insbesondere bei senilen Patienten, Hypertonikern und Diabetikern und bei gleichzeitigen oder subsequenten zerebralen Insulten. Denn die akute Verminderung der Herzleistung beim Myokardinfarkt mit deutlicher Abnahme des Herzminutenvolumens führt immer auch zu einer deutlichen Senkung der Hirndurchblutung. Bei bestehender Arteriosklerose der Hirngefäße wird daher bereits ein geringer Abfall des Herzminutenvolumens eine *zerebrale Ischämie* hervorrufen. So sind nach *Bernsmeier* und *Gottstein* ca.

dreiviertel aller intermittierenden zerebralen Ischämien und Enzephalomalazien in Wahrheit kardial bedingt, das heißt durch eine akute Abnahme des Herzzeitvolumens unter anderem bei einem akuten Myokardinfarkt oder Arrhythmien.

Die Angina pectoris vera

Der Herzschmerz der Angina pectoris vera ist hinsichtlich der Lokalisation, Ausstrahlung, Charakteristik und Intensität häufig nicht von dem bei einem akuten Myokardinfarkt zu unterscheiden, dagegen wohl von dem der funktionellen Dyskardie, dem sogenannten *Da Costa-* oder *Effort*-Syndrom (Tab. IV). Dies ist auch verständlich, da es sich bei einem Myokardinfarkt wie bei der Angina pectoris um einen Ischämieschmerz handelt, während es sich beim *Da Costa*-Syndrom um eine Ausdrucksform funktioneller kardiovaskulärer Störungen handelt *(Hegglin)*.
Es bestehen jedoch deutliche graduelle Unterschiede innerhalb der verschiedenen Stufen der Angina pectoris; dies trifft auch für den akuten Myokardinfarkt zu, der wie gesagt in seltenen Fällen stumm verlaufen kann.

Differentialdiagnose des Herzschmerzes

Der differentialdiagnostischen Abklärung des Myokardinfarktes gegenüber der Angina pectoris vera, funktionellen Herzbeschwerden, dem Aneurysma dissecans der Aorta, der Perikarditis und der Lungenembolie in der Praxis dienen die in Tab. IV schematisch angeführten Angaben.
Im einzelnen sind für die differentialdiagnostische Abklärung der Angina pectoris gegenüber dem akuten Myokardinfarkt und funktionellen Herzschmerzen in der Praxis folgende weitere Symptome wichtig.

1. *Die Dauer des Schmerzanfalles:* Bei der Angina pectoris nur wenige Minuten (meist 2–3 Minuten, selten bis 10 Minuten), beim Herzinfarkt dagegen Dauerschmerz; beim *Da Costa-Syndrom* unbestimmter Dauerdruck oder kurze Stiche.

2. Die Beeinflußbarkeit durch *Nitroglyzerin:* Die Angina pectoris vera simplex spricht auf die Gabe von Nitroglyzerin prompt an. Bei der Angina pectoris gravis bzw. beim Status anginosus ist dieser Effekt deutlich geringer oder er kann sogar fehlen. Der Schmerz beim Herzinfarkt wie auch beim Da Costa-Syndrom spricht nicht auf Nitroglyzerin an.

3. Die Auslösung bzw. Verschlimmerung durch *körperliche Belastung* ist typisch für die Angina pectoris und den Myokardinfarkt (Ischämieschmerz); beim Da Costa-Syndrom dagegen nehmen unter körperlicher Belastung die Beschwerden meist ab oder verschwinden ganz!

4. Die Auslösung bzw. Verschlimmerung durch *Kältereiz:* Dies trifft allerdings nur für ca. ein Viertel aller Angina-pectoris- und Myokardinfarkt-Patienten zu; beim Da Costa-Syndrom besteht kein Zusammenhang mit einem Kältereiz.

5. Die *Lokalisation* des Schmerzes wird bei der Angina pectoris wie beim Myokardinfarkt meist substernal angegeben, z. T. den ganzen Brustraum zusammenschnürend und häufig im Hals und im Unterkieferbereich; beim Da Costa-Syndrom dagegen wird er in den linken Thoraxbereich etwa in die Gegend der Herzspitzenregion lokalisiert (s. Abb. 12 u. 13).
6. Die *Intensität* des Schmerzes kann bei der Angina pectoris wie beim Myokardinfarkt mehr oder weniger stark ausgeprägt sein, von einem leicht erträglichen bis zu einem unerträglichen Schmerz; beim Da Costa-Syndrom ist der Schmerz dagegen immer erträglich, eher nur lästig und z. T. ein gesuchtes Symptom, um individuelle vegetativ funktionelle Mißempfindungen auf bzw. in das Herz, mit dem Gedanken der Angst vor einem Herztod, zu projizieren. In diesem Falle werden aus diesen psychologischen Zusammenhängen heraus die Beschwerden überbewertet und die subjektiven Empfindungen aggravierend und redefreudig, z. T. voller Selbstmitleid den Angehörigen und dem Arzt geschildert (Flucht in die Krankheit).
7. Die *Charakteristik* des Herzschmerzes ist beim Da Costa-Syndrom im Gegensatz zu den brennenden, zusammenschnürenden, krampfartigen, vernichtenden Herzschmerzen beim Myokardinfarkt und der Angina pectoris mehr unbestimmt dumpf oder es wird über kurze Herzstiche geklagt.
8. Die *Schmerzausstrahlung:* Bei der Angina pectoris wie beim Myokardinfarkt findet sich eine bevorzugte Schmerzausstrahlung in den linken Arm besonders in die ulnare Innenseite, den Ellenbogen, das Handgelenk und z. T. bis in den kleinen Finger; beim Da Costa-Syndrom dagegen wird mehr nur der linke Arm und das linke Schultergelenk ohne Bevorzugung des Ellenbogens und Handgelenkes befallen. Die weiteren Ausstrahlungen in den Rücken, intrascapular, den Hals, die Unterkiefer und den rechten Arm werden fast ausschließlich beim Ischämieschmerz der Angina pectoris und des Myokardinfarktes gefunden; nur in Ausnahmefällen klagen auch die Patienten mit einer funktionellen Dyskardie über eine Schmerzausstrahlung in den Rücken und die linke Halsseite. Aber diese Beschwerden schwinden dann bei Belastung im Gegensatz zu dem Ischämieschmerz!
9. Die *Enzymaktivitäten* i. S. sind ebenso wie die elektrokardiographischen Befunde beweisend für einen Myokardinfarkt. Im Gegensatz zum Myokardinfarkt sind die Enzymaktivitäten besonders die CPK und die α-HBDH bei der Angina pectoris wie beim Da Costa-Syndrom nicht erhöht, da diese ja Ausdruck eines Zellunterganges sind (s. Abb. 16 u. Tab. III).
10. Das *Ruhe-EKG* kann bei der Angina pectoris wie bei dem Da-Costa-Syndrom im Gegensatz zum akuten Myokardinfarkt stumm sein. Bei der *körperlichen* Belastung jedoch erkennt man bei der Angina pectoris als Ausdruck der eingeschränkten Koronarreserve meist eine Änderung der Erregungsrückbildung – ST und T. Hierzu zählt als typische *Ischämiereaktion* besonders linkspräkordial die deszendierende ST-Senkung mit präterminaler T-Negativität (Abb. 17), z. T. kommt es jedoch auch nur zu einer deutlichen Abflachung der T-Zacken bis zur Negativierung besonders linkspräkordial.

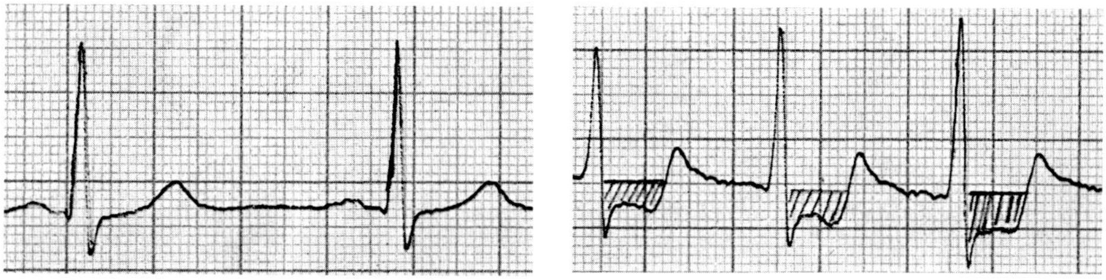

a b

Abb. 17 a) Ruhe-EKG, b) pathologisches Belastungs-EKG mit ausgeprägter deszendierender ST-Senkung bei einem 51jährigen Patienten mit pektanginösen Beschwerden.

Treten während der körperlichen Belastung starke Schmerzen und eine Störung der Erregungsausbreitung mit Ausbildung eines Schenkelblockbildes und evtl. ST- und T-Veränderungen auf (Abb. 18), so spricht dies ebenfalls für eine deutliche Einschränkung der Koronarreserve und die Belastung ist sofort abzubrechen. Die Abb. 18 zeigt ein solches Belastungs-EKG eines 51jährigen Mannes mit „vegetativen Herzbeschwerden". Das Ruhe-EKG war immer völlig normal.

Bei leichter physiologischer körperlicher Belastung (rasches Treppensteigen unter telemetrischer EKG-Kontrolle) traten bereits nach Erreichen des ersten Stockwerkes leichte Beschwerden auf, die beim weiteren Steigen rasch zunahmen; gleichzeitig entwickelte sich ein Schenkelblockbild (Arborisationsblock). Obwohl die Belastung sofort abgebrochen wurde, entwickelte sich das klinische Bild eines akuten Myokardinfarktes: Unerträgliche retrosternale Schmerzen, die in beide Arme, den Hals und die Unterkiefer ausstrahlten, Vernichtungsgefühl, motorische Unruhe, Kollapszustände mit kaltem Schweißausbruch. Eine sofortige intensive Therapie bei absoluter Ruhigstel-

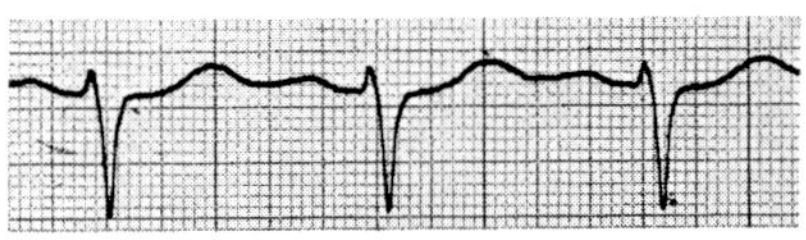

a

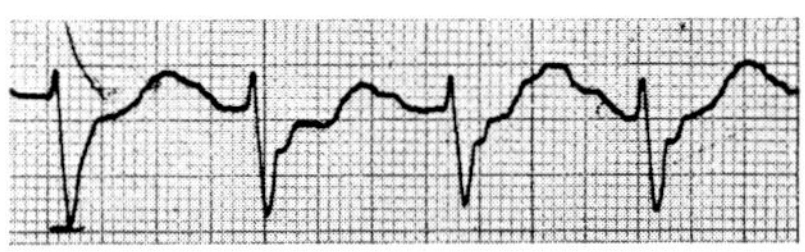

b

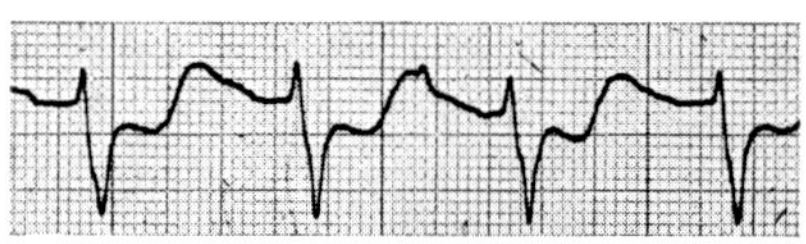

c

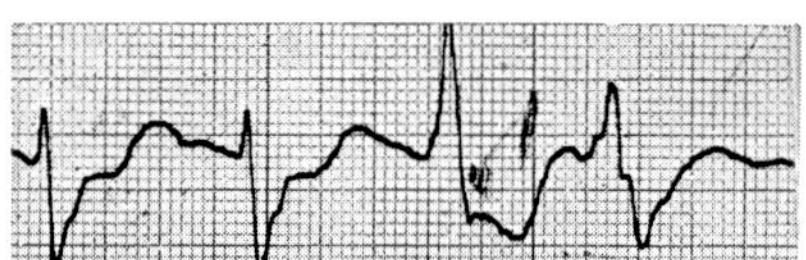

d

Abb. 18 Telemetrisch übertragenes Elektrokardiogramm, Ableitung V_3, a) vor, b) u. c) während und d) nach leichter physiologischer körperlicher Belastung (Treppensteigen). Es tritt eine intraventrikuläre Leitungsstörung auf, die ST-Strecke wird deutlich gesenkt. Das klinische Bild sprach zunächst für einen durch die Belastung akut ausgelösten Myokardinfarkt.

lung mit Polamidon C®, einer intravenösen Infusion mit 10%iger Glukose, 8 Einheiten Alt-Insulin und 60 ml Kalium-Magneisum-Aspartat brachten die Beschwerden nach ca. 40 Minuten zum Verschwinden. Eine initiale Nitroglyzeringabe war unwirksam. Das EKG normalisierte sich wieder völlig. Die Transaminasen zeigten keinerlei Veränderung.

Es handelte sich also um eine Angina pectoris gravis.

Eine Hebung der ST-Strecke mit spiegelbildlicher Senkung (Abb. 14) spricht jedoch immer für ein Verletzungspotential, bedingt durch einen akuten Myokardinfarkt! Die Transaminasen steigen dabei an.

Beim Da Costa-Syndrom ist die ST-Strecke in Ruhe ebenfalls häufig leicht angehoben (Abb. 19), aber nur 1–2 mm und geht in eine große T-Zacke, ein Vagus-T, über. Es fehlt immer die für das Verletzungspotential typische spiegelbildliche Senkung auf der kontralateralen Seite. Die Herzfrequenz ist in Ruhe häufig relativ bradykard, bei psychischen Belastungen können manchmal auch paroxysmale Tachykardien auftreten. Bei körperlicher Belastung aber geht es den Patienten besser, und die Herzschmerzen schwinden meist!

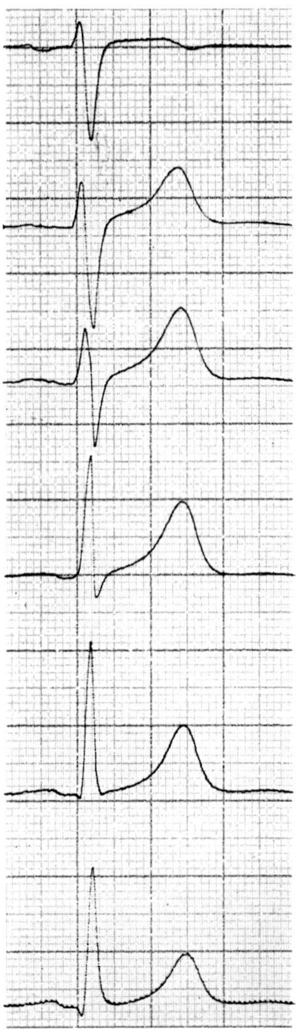

Bei der Beurteilung eines *Belastungs-EKG* sollte immer daran gedacht werden, daß es allein durch die belastungsbedingte Tachykardie zu einer *aszendierenden* ST-Senkung kommt, der keinerlei pathologische Bedeutung zukommt (Abb. 20, 21).

Bei körperlicher Höchstleistung (vita maxima), z. B. bei Hochleistungssportlern mit Herzfrequenzen um oder über 180/min., sieht man häufig eine sog. „Ankerform" des Elektrokardiogramms (Abb. 21), bedingt durch eine deszendierende PQ-Strecke und eine aszendierende ST-Strecke, in deren Schnittpunkt sich dann der QRS-Komplex hineinprojiziert.

Grundsätzlich ist festzuhalten, daß jeder länger andauernde, d. h. mehr als 2–10 Minuten dauernde, durch Nitroglyzerin nicht zu beeinflussende Schmerzzustand, der sich bei körperlicher Belastung verschlimmert, zumal, wenn er mit motorischer Unruhe, starkem Angstgefühl, Kollapszuständen oder auch mit zerebralen Ausfallserscheinungen oder einer akuten Linksinsuffizienz des Herzens einhergeht, immer zunächst als ein Myokardinfarkt angesehen und sofort entsprechend behandelt werden soll.

Abb. 19 Elektrokardiogramm, Ableitung V_1 bis V_6, beim Da Costa-Syndrom.

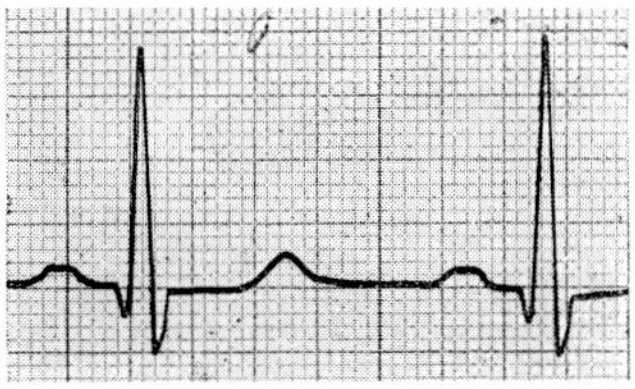

a

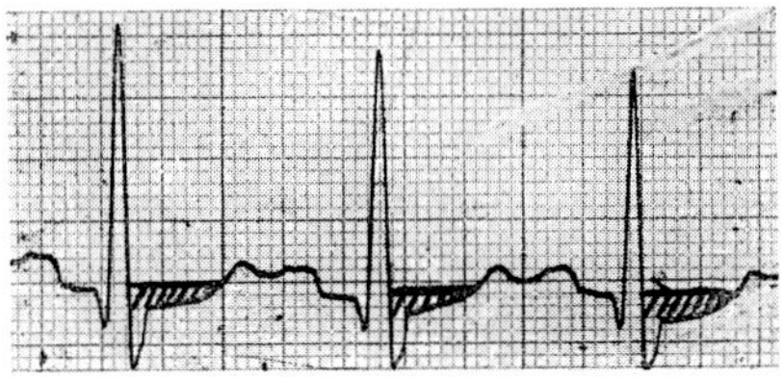

b

Abb. 20 Telemetrisch registriertes Elektrokardiogramm, Ableitung V 5 eines 35jährigen Patienten (Herzklappenersatz) a) vor b) während physiologischer körperlicher Belastung (rasches Ersteigen von 8 Stockwerken). Es findet sich eine leichte, frequenzbedingte, aszendierende ST-Senkung bei einem leichten Digitaliseffekt.

Das bedeutet für die Praxis:

1. Schmerzbeseitigung und Sedierung:
   z. B. Thalamonal® 2 ml = 1 Ampulle/70 kg i. v. oder Polamidon C® 2,5 mg i. v., i. m. oder Dolantin® 50 mg + 0,5 mg Atropin i. v., i. m.
2. Prophylaxe und Therapie der Herzrhythmusstörungen:
   Bei einer Bradykardie: 0,5 mg Atropin i. v., wobei darauf zu achten ist, daß die Wirkungsdauer nur 1–2 Stunden oder auch kürzer anhält, so daß dann wieder eine erneute Injektion erforderlich sein kann.
   Bei Tachykardie und Extrasystolie: 100 mg Xylocain® langsam i. v., auch hier ist der Effekt relativ flüchtig und macht eine erneute Injektion oder besser eine Dauertropfinfusion erforderlich.
   Bei av-Block: Alupent® 0,5 mg i. v.
3. Der rasche Transport in ein geeignetes Krankenhaus mit einer Intensivstation ist wohl eine der wichtigsten therapeutischen Maßnahmen der Praxis!

a

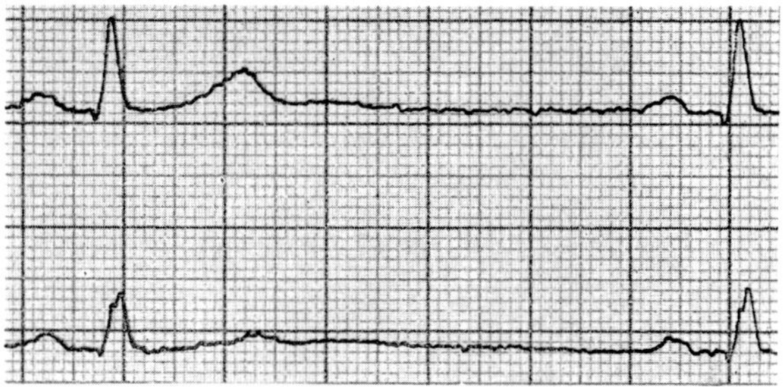

b

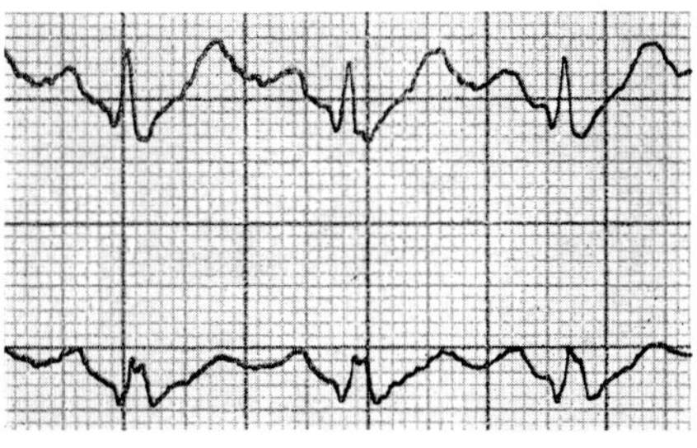

Abb. 21 Elektrokardiogramm eines 22jährigen Leistungssportlers a) vor b) während körperlicher Höchstleistung (300 Watt). Die charakteristische „Ankerform" mit deszendierender PQ- bzw. PR-Strecke und aszendierender ST-Strecke ist frequenzbedingt.

4. Schriftliche Fixierung aller verabreichten Medikamente, zur Information des behandelnden Arztes im Krankenhaus oder Notfallwagen. Diese Information ist unbedingt notwendig, zur Vermeidung falscher diagnostischer und besonders therapeutischer Maßnahmen.
   Die Gefahren eines sofortigen *Transports* werden leider auch heute noch weit überschätzt. Sie sind mit Sicherheit wesentlich geringer, als das Risiko plötzlicher Herzrhythmusstörungen und des kardiogenen Schocks, die außerhalb des Krankenhauses meist tödlich enden! Der Transport muß in sitzender Position durchgeführt werden, um die Gefahr eines akuten Lungenödems durch ein Linksversagen des Herzens zu verringern. Die Ausnahme besteht, wenn bereits ein beginnender Schock vorliegt: hier ist die Taschenmesserposition (angezogene bzw. hochgelagerte Beine) die entsprechende Position.
   Treten *Zeichen eines drohenden Schocks* auf mit Zentralisation (kalte, feuchte Haut, Herzfrequenzanstieg), so hat nach neueren Anschauungen jegliche Medikation intravenös zu erfolgen, nicht intramuskulär, da durch die schockbedingte Resorptionsbehinderung die Medikamente zunächst nicht zur Wirkung kommen und als intramuskuläres Depot kumulieren können, das dann bei verbesserter Zirkulation plötzlich freigesetzt wird. Bei intravenöser Applikation läßt sich dagegen der Effekt rasch beurteilen. Bei den akuten Rhythmusstörungen sollten die Antiarrhythmika immer intravenös gegeben werden.

Nicht myokardial bedingter Herzschmerz

Neben den funktionellen kardio-vaskulären Dyskardien und dem Zervikalsyndrom können besonders das Aneurysma dissecans der Aorta, die Perikarditis, die Pleuritis, die Lungenembolie, der Lungeninfarkt und der Spontanpneumothorax fälschlich als ein myokardial bedingter Schmerzzustand angesehen werden und zu der Fehldiagnose „Ischämie des Herzens“ bzw. „Myokardinfarkt“ Anlaß geben.

Das akute Aneurisma dissecans der Aorta ist gekennzeichnet durch plötzlich einsetzende anhaltende starke Schmerzen wie bei einem Herzinfarkt, wobei jedoch besonders häufig die Schmerzen bevorzugt entlang der Gefäße in den Bauchraum bis in die Beine fortgeleitet werden (Abb. 22)! Nicht selten treten dabei schwere *neurologische* Veränderungen auf; meist sind deutliche *Blutdruckdifferenzen* zwischen dem rechten und dem linken Arm festzustellen; häufig sind *Kollapszustände,* starke Übelkeit, Erbrechen und besonders *Sehstörungen* zu beobachten. Das EKG jedoch zeigt keine typischen Veränderungen, außer wenn sich das Aneurisma entlang einer Koronararterie ausdehnt und so zu einem Myokardinfarkt führt. Die Diagnose ist nur röntgenologisch, besonders angiographisch zu sichern. Eine sofortige Einweisung in eine entsprechende gefäßchirurgische Klinik ist bei der Verdachtsdiagnose erforderlich.

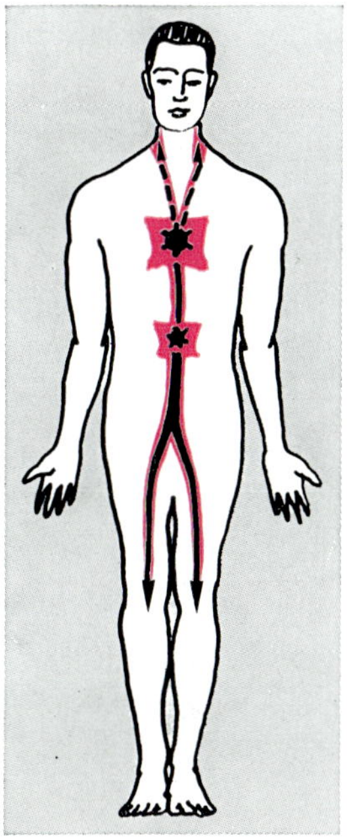

Abb. 22 Schmerzlokalisation und Schmerzausstrahlung bei einem Aneurysma diss. der Aorta.

Pericarditis acuta

Wie in Tab. IV angegeben, sind die Schmerzen bei der Perikarditis vorwiegend präkordial, d. h. links parasternal lokalisiert, sie strahlen nur ausnahmsweise in den Hals oder den linken Arm aus, sind nicht krampfartig, sondern mehr brennend, es fehlt das Vernichtungsgefühl, der Vernichtungsschmerz, der unerträgliche Druck auf der Brust und jegliche Schocksymptomatik. Die Schmerzen sind immer erträglich, meist sogar nur mäßig stark ausgeprägt und werden mehr als unangenehm empfunden. Durch die Gabe von Nitropräparaten sind sie nicht beeinflußbar, dagegen meist durch die Medikation von Salicylsäure- und Cortisonpräparaten. Die Schmerzen halten Stunden bis Tage an. Differentialdiagnostisch beweisend ist – eine häufig wiederholte Auskultation vorausgesetzt! – das oft vorübergehend hörbare, kurze, spindelförmige, systolische und diastolische präkordiale Reibegeräusch, wie in Abb. 23 dargestellt.

Im EKG kommt es zu typischen Veränderungen der Erregungsrückbildung: besonders in den Brustwandableitungen erkennt man eine leichte Hebung der ST-Strecke und eine präterminale Negativität von T (Abb. 24).

Die Transaminasen im Serum sind nicht erhöht. Dagegen findet sich häufig eine leicht beschleunigte BKS und ein leicht erhöhter Antistreptolysintiter, sowie die Zeichen eines sogenannten grippalen Infekts. Besonders nach Herzoperationen tritt eine solche Perikarditis relativ häufig, vor allem bei jüngeren Menschen im Rahmen eines sogenannten Postkardiotomie-Syndroms auf. Abbildung 24 zeigt

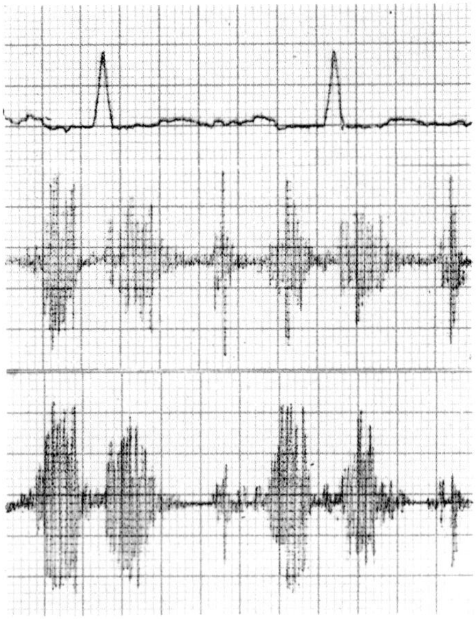

Abb. 23 Perikarditisches Reibegeräusch, aufgenommen im 4. ICR links parasternal. Frequenzbereich m1 und m2.

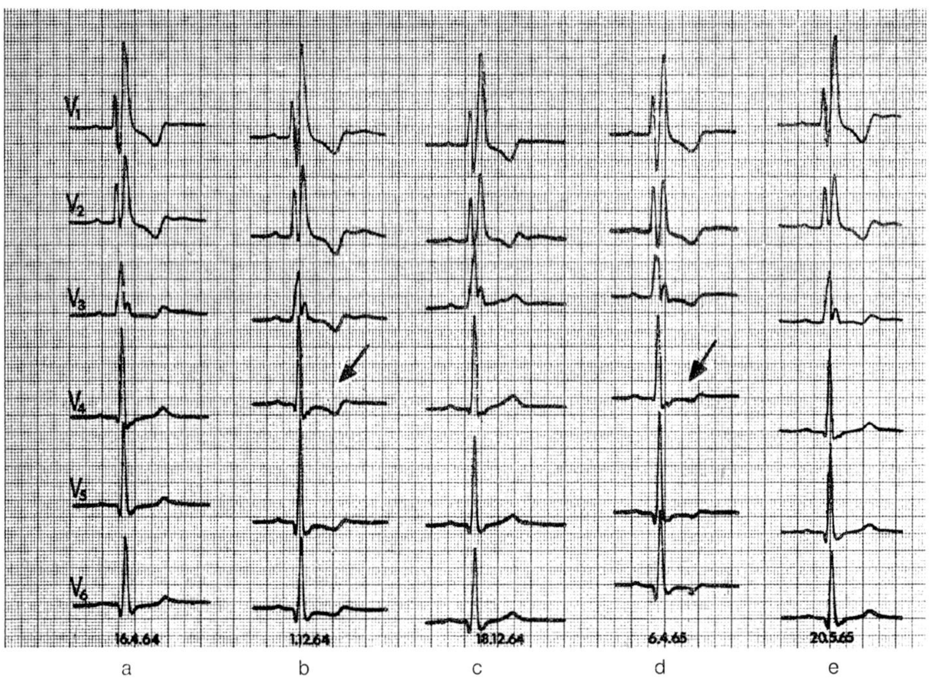

Abb. 24 Rezidivierende Perikarditis (b und c) bei einem 19jährigen Patienten nach einer Herzoperation (Postkardiotomie-Syndrom). Beachte die Veränderung der Kammerendteile ST und T in V3–V6 in b und c.

die elektrokardiographische Verlaufsbeobachtung eines 19jährigen Patienten mit einer rezidivierenden Perikarditis im Sinne eines Postkardiotomie-Syndroms nach einer Herzoperation; der komplette Rechtsschenkelblock ist operationsbedingt.

Pleuritis

Bei einer linksseitigen oder diaphragmalen Pleuritis können die Schmerzen Anlaß sein zur Fehldiagnose „Ischämie des Herzens"; sie sind jedoch synchron der Atmung und in ihrer Intensität abhängig von der Tiefe der Atmung. Aus diesem Grunde versuchen die Patienten möglichst flach zu atmen. Der typische Auskultationsbefund eines atmungsabhängigen ohrnahen Reibegeräusches ist häufig daher nur bei tiefer Ein- und Ausatmung zu hören.
Bis auf den Schmerz, der jedoch wie gesagt atemsynchron ist, fehlen alle Symptome einer Ischämiereaktion des Herzens, d. h. keine Schocksymptomatik, keine EKG-Veränderungen, kein Transaminasenanstieg.

Lungenembolie

Eine kleine Lungenembolie verläuft meist symptomlos; erst die Multiplizität der Mikroembolien ist dann klinisch zu erfassen, wenn es zur Ausbildung einer pulmonalen Hypertonie der vaskulären Form kommt.
Größere Lungenembolien dagegen gehen mit schwersten akuten klinischen *Symptomen* einher: stärkste Dyspnoe ohne Orthopnoe, heftige meist dumpfe, diffuse thorakale z. T. auch präkordiale Schmerzen, die jedoch nicht in die Arme und den Hals ausstrahlen (!) und Todesangst mit Vernichtungsgefühl lassen an einen akuten Myokardinfarkt denken. Das gleiche gilt für die Schocksymptomatik mit Brechreiz und Schweißausbruch. Eine eventuelle Bewußtseinstrübung bis zum Bewußtseinsverlust, meist bei starker Zyanose, lenken häufig die Diagnose fälschlicherweise auf ein primär zerebrales Leiden. Die Schmerzen können stundenlang andauern, sie sprechen nicht auf die Gabe von Nitrokörpern an.
Typische klinische Zeichen für eine große Lungenembolie sind neben der angeführten Dyspnoe, den heftigen thorakalen und/oder präkordialen Schmerzen eine ausgeprägte Zyanose, eine Sinustachykardie bis 140/Min., außerdem Schocksymptome und ein differentialdiagnostisch wichtiger Auskultationsbefund: der Pulmonalklappenschlußton (im 2. ICR links parasternal) ist sehr laut und deutlich betont, klappend oder knallend, als Ausdruck des starken Druckanstieges im kleinen Kreislauf.

Im EKG erscheinen die Zeichen einer akuten Rechtsüberlastung mit negativen T-Zacken rechts präkordial (V_{3r}, V_1 evtl. bis V_3), eine r'Zacke in den gleichen Ableitungen und in aVR, häufig ein ausgeprägtes P-dextro cardiale und zum Teil eine Drehung des Frontalvektors nach rechts mit Ausbildung eines sogenannten S_I, Q_{III} Typs (Abb. 25). Die Enzymaktivitäten HBDH und CPK sind unverändert, die SGOT, SGPT sowie LDH steigen je nach Ausdehnung, jedoch später als beim Myokardinfarkt, an.

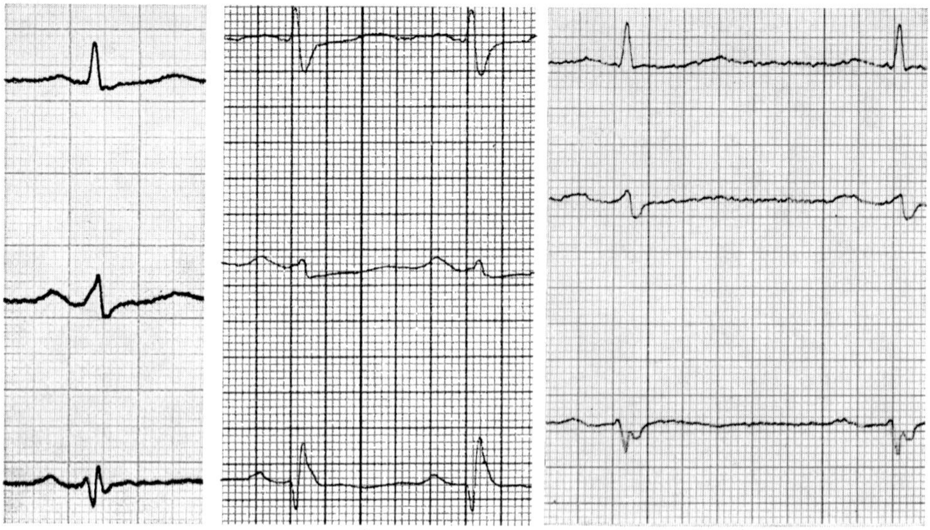

Abb. 25 Elektrokardiographische Veränderungen – Abl. I, II, III – als Folge einer postoperativ aufgetretenen großen Lungenembolie bei einer 58jährigen Patientin. a) vor, b) direkt nach, c) 6 Tage nach dem embolischen Ereignis.

Häufig besteht ein zeitlicher Zusammenhang der Lungenembolie mit einer größeren besonders abdominellen Operation oder Entbindung, bzw. dem ersten Aufstehen oder Pressen beim Stuhlgang im postoperativen Stadium. Sonst sollten tiefe Venenthrombosen an den Beinen oder dem Becken auf die Diagnose einer akuten Lungenembolie hinweisen.
Im Krankenhaus gibt das Lungenszintigramm darüber hinaus rasch Auskunft über das Ausmaß der befallenen Lungenabschnitte (Abb. 26).

In der Hälfte aller Fälle führt die Lungenembolie zu einem **Lungeninfarkt,** der mit folgenden Symptomen einhergeht:
starker Hustenreiz,
stechende Schmerzen im Rücken, in der Thoraxseite oder auch diaphragmal – hier ist differentialdiagnostisch an eine Cholezystitis, Appendizitis oder Pankreatitis zu denken –,
häufig Hämoptoe: dickflüssiges dunkelrot blutiges Sputum (im Gegensatz zum dünnflüssigen hellrosa schaumigen Sputum beim Lungenödem),
zum Teil Pleuraschmerz mit Pleurareiben, wenn die Pleura im Sinne einer Pleuritis mitbeteiligt ist.
Ist die fibrinolytische Therapie nicht möglich, so ist eine Antikoagulantienbehandlung mit initial hohen intravenösen Heparindosen angezeigt: 10 000 USP-E intravenös, anschließend Dauertropfinfusion von weiteren 20 000–30 000 USP-E-Heparin pro 24 Std.
Eupaverin-Gaben sollen einen hypothetischen Spasmus lösen; die Anwendung dient wohl mehr der Beruhigung des behandelnden Arztes.

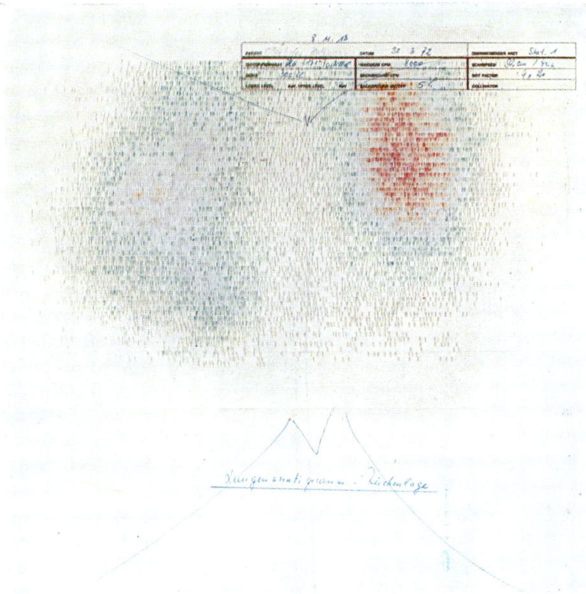

Abb. 26 Lungenszintigramm der gleichen Patientin wie bei Abb. 25: Deutliche Perfusionsausfälle im rechten Ober- und besonders Unterlappen bei verminderter Perfusion der gesamten übrigen rechten Lunge.

Die Soforttherapie

1. bequeme Lagerung: halb sitzende oder aufrecht sitzende Position,
2. Analgesie und Sedierung: Dolantin Spezial® 1 Ampulle i. m. oder besser langsam i. v. oder Morphinum hydrochloricum oder Atosil®,
3. wenn möglich Sauerstoffbeatmung,
4. Glykosidgabe: 0,25 bis 0,5 mg Digoxin i. v., bzw. Methyldigoxin,
5. wenn möglich, ist im Krankenhaus eine fibrinolytische Therapie mit Streptokinase durchzuführen, wobei als initiale Dosis – nach der intravenösen Gabe von 25 mg Prednisolon – 250–500 000 E. in 5%iger Glukose- oder Laevuloselösung in 20–60 Min. infundiert werden und dann weiterhin 100 000 bis 150 000 E. pro Stunde.

Der **Spontanpneumothorax** (bei Männern 5mal so häufig wie bei Frauen, *Hegglin)* zeigt einige typische auch in der Praxis erkennbare *Symptome* (Abb. 27):
plötzliche Dyspnoe,
heftige thorakale Schmerzen, die meist einseitig angegeben werden;
auf dieser Seite ist die respiratorische Thoraxbewegung gegenüber der anderen Seite eingeschränkt (zeitliches Nachhinken und/oder verminderte Atemexkursion, zum Teil völlige Ruhigstellung),
das Atemgeräusch ist hier abgeschwächt oder fehlt ganz,
der Klopfschall ist hier hypersonor oder tympanitisch (Schachtelton).

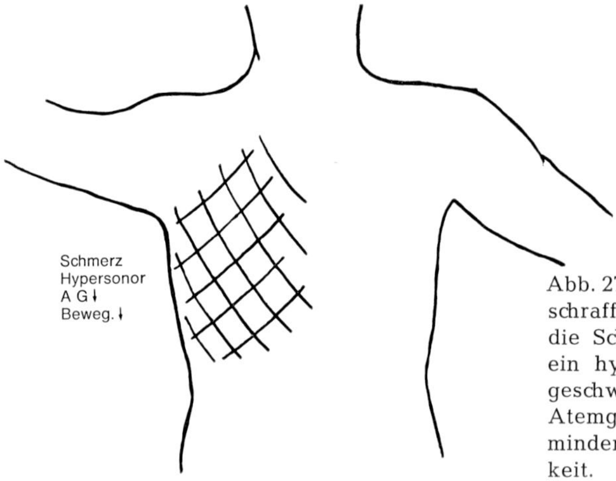

Abb. 27 Linksseitiger Pneumothorax, schraffiert. In diesem Bereich werden die Schmerzen angegeben, findet sich ein hypersonorer Klopfschall bei abgeschwächtem oder aufgehobenem Atemgeräusch – AG – und eine verminderte respiratorische Beweglichkeit.

Sofortmaßnahmen

Neben Schmerzbekämpfung und ruhiger Lagerung mit aufrechtem Oberkörper rascher Transport in das Krankenhaus.

Entwickelt sich ein *Ventil- oder Spontanpneumothorax,* so nimmt die Atemnot bedrohliche Formen an und der Puls wird kleiner (Zeichen des abnehmenden Schlagvolumens durch Verdrängung und Einengung des Herzens), eine *Entlastungspunktion* wird erforderlich.

Mit einer dicken Kanüle wird im Bereich des hypersonoren Klopfschalles, meist im 3.–4. ICR in der hinteren Axillarlinie eingestochen, wobei pfeifend die Luft entströmt. Durch einen auf die Nadel aufgesetzten vorne aufgeschlitzten Fingerling wird ein Ansaugen der Luft verhindert (Abb. 28). Diese Entlastungspunktion ist eine absolut indizierte Sofortmaßnahme, die ubiquitär von jedem Erstarzt durchgeführt werden muß, wenn die Zeichen eines Ventil- oder Spannungspneumothorax auftreten.

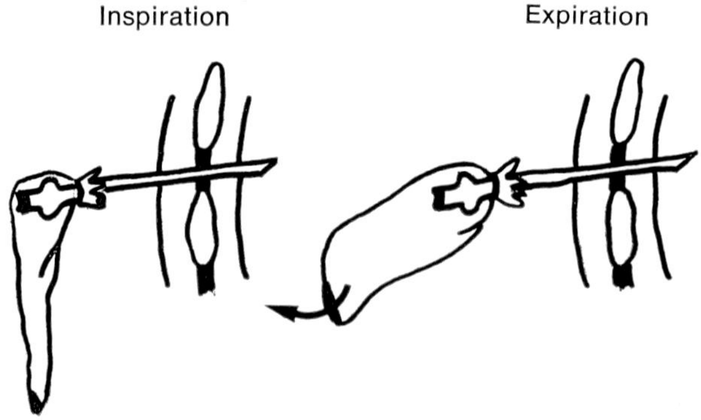

Abb. 28 Soforttherapie beim Ventil- oder Spannungspneumothorax; Entlastungspunktion.

Symptom: Dyspnoe

Die verschiedenen Formen der Atemnot – Belastungsdyspnoe, Orthopnoe, nächtliche Atemnot, zum Teil Lungenödem – sind häufig die ersten Symptome einer Hypertonie, eines Vitium cordis oder einer sonstigen akuten oder chronischen Herzerkrankung, die den Patienten zum Arzt führen. Diese durch eine Linksinsuffizienz des Herzens bedingte Atemnot sollte nicht mit der bei primär bronchopulmonalen Erkrankungen oder der bei rein vegetativen Dysregulationen zu beobachtenden Dyspnoe verwechselt werden. Auch in diesen Fällen kommen die Patienten wegen ihrer Atemnot in die ärztliche Sprechstunde.
Die jeweilige Therapie kann jedoch, entsprechend der Ursache der Dyspnoe, grundlegend verschieden sein. Deshalb ist eine differentialdiagnostische Klärung notwendig. Zum Beispiel kann die Fehldiagnose eines Asthma cardiale, das mit einem Asthma bronchiale verwechselt wird, der Anlaß zu einer lebensbedrohlichen Fehltherapie mit Sympathikomimetika sein.
Einige klinische Symptome können bei der kardialen wie bei der pulmonalen Insuffizienz sehr ähnlich sein: Beide gehen mit einer Belastungsdyspnoe einher, bei beiden kann es, besonders nachts, zu „Asthma-Anfällen" kommen, die den Patienten zwingen sich aufzusetzen oder am offenen Fenster scheinbar mehr Sauerstoff einzuatmen.
Bei der Linksinsuffizienz des Herzens wird eine Orthopnoe beobachtet, die allerdings auch bei der obstruktiven pulmonalen Insuffizienz mit Bronchospasmus auftreten kann. Bei der obstruktiven Lungeninsuffizienz kommt es durch die Zuhilfenahme der Atemhilfsmuskulatur im Sitzen zu einer Erleichterung der Atmung. Bei der Linksinsuffizienz des Herzens bewirkt das Aufsitzen eine Verminderung des venösen Rückstromes zum Herzen und so eine Abnahme der pulmonalen Blutüberfüllung (Abb. 31). Bei der restriktiven pulmonalen Insuffizienz ist keine solche Lageabhängigkeit der Dyspnoe zu beobachten.

Ein Blick auf die pathogenetischen Zusammenhänge macht dies verständlich und erleichtert die Differentialdiagnose und Therapie der Dyspnoe.

Die Pathogenese der kardialen Dyspnoe

Die Pathogenese und die hämodynamischen Befunde der kardialen Dyspnoe und die der bronchopulmonalen Dyspnoe sind grundsätzlich verschieden.
Bei der kardialen Dyspnoe spielt die Blutüberfüllung mit intrakapillärer Drucksteigerung als Folge der Stauung vor dem linken Herzen die entscheidende Rolle. Bei der bronchopulmonalen Dyspnoe dagegen eine restriktive oder obstruktive pulmonale Insuffizienz – bei letzterer mit einer Widerstandssteigerung im Bronchialsystem. Der intraalveoläre Druck ist hier erhöht, während der intrakapilläre Druck normal ist.

Die Belastungsdyspnoe, Orthopnoe, das Asthma cardiale und das Lungenödem sind also bedingt durch eine Steigerung des hydrostatischen pulmonalkapillären Druckes – PCP – über den effektiven kolloidosmotischen Druck. Dies ist die Folge einer pulmonalen Blutüberfüllung, die durch einen Rückstau vor dem insuffizienten linken Herzen bei weitgehend suffizientem rechten Herzen verursacht wird. Die Kapazität des pulmonalen Gefäßsystems ist zwar in der Lage, ein bedeutend erhöhtes Blutvolumen ohne Drucksteigerung aufzunehmen, zum Beispiel während körperlicher Belastung oder bei einem großen Septumdefekt mit Links-Rechts-Shunt. Doch jede akute oder chronische Einschränkung der Förderleistung des linken Herzens – bei funktionstüchtigem rechten Herzen, d. h. das rechte Herz pumpt das venös angebotene Blut in die Lunge hinein – führt zu einem akuten oder chronischen Rückstau des Blutes vor dem linken Herzen, d. h. im pulmonalen Gefäßsystem. Der hydrostatische intrakapilläre Druck – PCP – steigt an (siehe Abb. 29) und übertrifft den effektiven kolloidosmotischen Druck. Dadurch tritt Flüssigkeit aus den Kapillaren in das Interstitium aus = interstitielles Ödem. Da aber die Lymphgefäße in der Lunge vor den Alveolen enden *(Grosse-Brockhoff)*, kommt es nun rasch zu einem Übertritt dieser Flüssigkeit in die Alveolen = **Lungenödem.**

Auskultationsbefund:

feinblasige, feuchte RG, die in grobblasige Rasselgeräusche übergehen können; „Kochen auf der Brust".

Die Gefahr dieser Flüssigkeitsvermehrung in den Alveolen liegt in einer Störung des lebensnotwendigen O_2-CO_2-Austausches. Das Blut wird nur noch unvollständig mit Sauerstoff aufgeladen, d. h. nicht genügend arterialisiert, CO_2 wird nur unvollständig abgeatmet, der CO_2-Partialdruck steigt an (Abb. 30). Das führt zu einer Stimulierung des Atemzentrums, das heißt zu einer Hyperventilation =

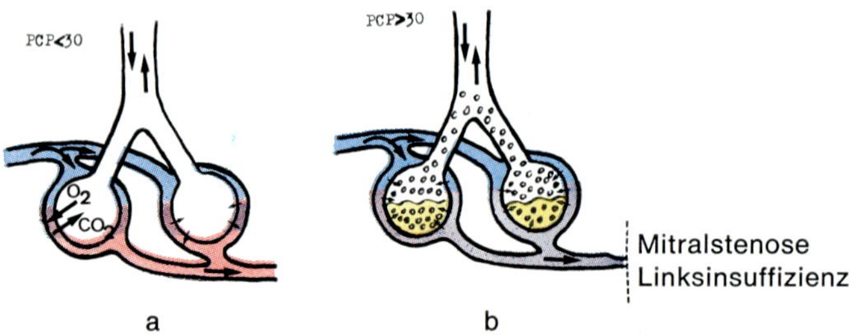

Abb. 29 Ursachen des Lungenödems
a) normaler alveolo-kapillärer Gasaustausch mit vollständiger Oxygenierung des pulmonal-venösen Blutes bei normalem Pulmonal-Kapillardruck, PCP < 30 mm Hg;
b) Blutüberfüllung des Pulmonal-Kapillargebietes mit Anstieg des PCP, Flüssigkeitsaustritt in die Alveolen und so Störung des Gasaustausches – unvollständige pulmonal-venöse Oxygenierung.

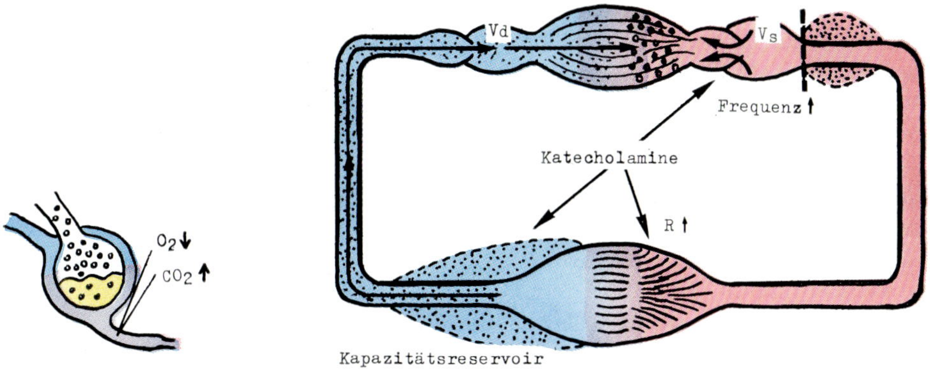

Abb. 30 Ursachen und Perpetuierung des Lungenödems als Ausdruck einer Linksinsuffizienz des Herzens. Blutrückstau im und vor dem linken Herzen bei gleichzeitigem vermehrten venösen Angebot mit Überflutung der Lungen, s. Text.

klinisch *Dyspnoe*. Die Durchmischung der intraalveolären Ödemflüssigkeit mit der hin- und herströmenden Atemluft bewirkt eine gefährliche Schaumbildung und somit eine starke Ausdehnung der ursprünglichen Flüssigkeitsmenge (Prinzip des Seifenblasens). Immer mehr Alveolen und Bronchialabschnitte werden von dieser Flüssigkeitsschicht benetzt. Der Gasaustausch wird weiter beeinträchtigt. Daraus resultiert eine zunehmende Asphyxie und eine verminderte Oxygenierung des Blutes. Die dadurch bedingte zerebrale Hypoxie führt neben der gesteigerten Atemtätigkeit reflektorisch ihrerseits zu einer Störung der kapillären Membranpermeabilität. Flüssigkeit, grobdisperse Eiweißkörper und Erythrozyten können nun aus den Kapillaren austreten und in die Alveolen gelangen. Gleichzeitig wird, ebenfalls verursacht durch die Hypoxie, der pulmonale Gefäßtonus weiter erhöht, der pulmonale Kapillardruck steigt weiter an.
Die zunehmende Atemnot geht nun aber auch mit Erregungs- und Angstzuständen einher. Katecholamine werden vermehrt freigesetzt (Abb. 30): die Herzfrequenz steigt an – mit einer vorwiegenden Verkürzung der Diastolendauer (wichtig bei der Mitralstenose), der Tonus der Arteriolen und Venolen wird gesteigert. Es kommt zu einer vermehrten Entleerung der venösen Kapazitätsreservoire und somit zu einer Verlagerung des venösen Blutes zum rechten Herzen. Dieses erhöhte Blutangebot bewirkt nach dem *Frank-Starling*schen Gesetz eine Steigerung des Auswurfvolumens der suffizienten rechten Kammer. Es gelangt also noch mehr Blut in die Lungenstrombahn und in das insuffiziente linke Herz, das das vermehrte Angebot aber nun nicht mehr weiterbefördern kann. Die Blutüberfüllung der Lunge = *Lungenstauung* nimmt weiter zu, damit die Atemnot, die Angst; ein gefährlicher Circulus vitiosus nimmt seinen Lauf.

Asthma cardiale

Flaches Liegen oder gar Hochlagerung der unteren Extremitäten erhöht den venösen Rückstrom zum Herzen und somit das Fördervolumen des rechten Herzens. Bei einer eingeschränkten Förderleistung des linken Herzens nehmen die pulmonale Blutüberfüllung und deren Folge, die Atemnot, zu. Es kommt zum *Asthma cardiale*. Durch Verminderung dieses venösen Rückstromes (Aufsetzen, Beine aus dem Bett hängen lassen oder ans Fenster stellen) nimmt die Atemnot wieder ab. Das sogenannte Herzbett mit erhöhtem Kopfteil und abfallendem Fußteil trägt diesen pathophysiologischen Zusammenhängen Rechnung (Abb. 31). Das Blutvolumen und somit die potentielle Ödemflüssigkeit versackt in den unteren Extremitäten.

Die pathogenetischen Zusammenhänge der Lungenstauung und des Lungenödems zu kennen und die Symptome rechtzeitig zu erkennen, ist die Voraussetzung für eine gezielte Therapie, die den gefährlichen Circulus vitiosus durchbrechen kann.

Es soll nicht unerwähnt bleiben, daß nicht selten immer wieder auftretende leichtere Formen eines Lungenödems wegen ihres akuten Beginns mit einem Asthma bronchiale verwechselt werden. Diese Verwechslung kann jedoch verhängnisvolle Folgen haben, denn bei der obstruktiven Lungenerkrankung kommt es durch einen Bronchospasmus zu einer erheblichen Steigerung des bronchialen Strömungswiderstandes und des intraalveolären Druckes: die Exspiration ist deutlich eingeschränkt. Der Bronchospasmus wird erzeugt und/oder gesteigert durch einen erhöhten Vagotonus bzw. Vagomimetika und besonders Sympathikolytika (z. B. Beta-Rezeptorenblocker). Der Bronchospasmus wird dementsprechend vermindert durch Sympathikomimetika (z. B. Alupent® oder Aludrin®) (Tab. V).

Dem Asthma cardiale und dem Lungenödem dagegen liegt eine intrakapilläre Drucksteigerung zugrunde, die durch einen erhöhten Sympathikotonus bzw.

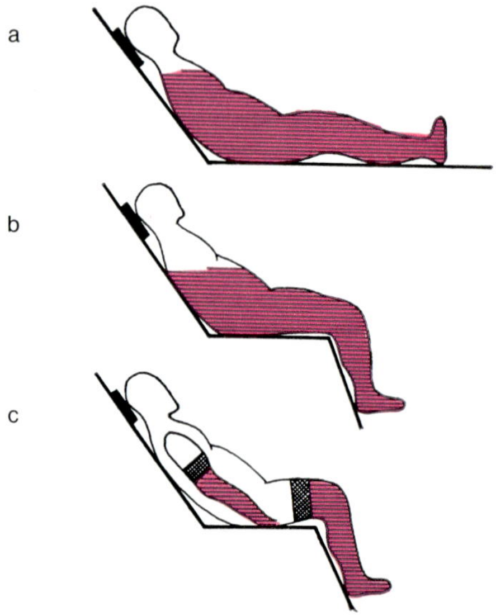

Abb. 31 Verminderung der pulmonalen Blutüberfüllung durch die entsprechende Lagerung (Aufsitzen und Beine herabhängen lassen), und besonders ausgeprägt durch einen unblutigen Aderlaß, c.

Tab. V Genese, Symptome und Differentialtherapie des Asthma cardiale und des Asthma bronchiale

	Akute Links-insuffizienz Asthma cardiale	Asthma bronchiale
Sympathikotonus	+ +	–
Vagotonus	–	+ +
Orthopnoe	+ +	+ +
Belastungsdyspnoe	+ +	+ +
Feuchte RG	+ +	–
evtl. Entfernungsrasseln		
Sanguinolentes Sputum	+	–
Trockene RG	–	+ +
Emphysem	–	+
Vitium cordis	+ +	–
Hypertonie	+	–
Myokardinfarkt	+	–
Therapie:		
Sympathikomimetika	–*	+ +
Digitalis	+ +	–

* Wenn eine extreme Bradykardie unter 40/min besteht, Orciprenalin

Sympathikomimetika erzeugt und/oder verschlimmert wird. Die Therapie muß dies unbedingt berücksichtigen (Tab. VI).

Die kardial bedingte Dyspnoe als Ausdruck einer pulmonalen Blutüberfüllung – Linksinsuffizienz des Herzens – wird daher beobachtet bei Patienten mit einer Volumen- oder Widerstandsüberlastung des linken Ventrikels (Hypertonie, Aortenvitium, Mitralinsuffizienz), einer akuten oder chronischen entzündlichen, metabolischen oder ischämischen Schädigung vorwiegend des linken Herzens (Myokardinfarkt, Beri-Beri, Myokarditis u. a.). Aber auch ein Hindernis vor der in diesem Fall suffizienten linken Kammer, eine Mitralklappenstenose, kann eine Lungenstauung mit Dyspnoe verursachen. Häufig ist diese das erste Symptom, das zur Aufdeckung des Vitiums führt. In diesem Fall wird der Bluteinstrom in den linken Ventrikel durch die stark verengte Mitralklappe limitiert. Je länger die Diastole = Ventrikelfüllungszeit ist, desto mehr Blut kann aus dem linken Vorhof in die linke Kammer einströmen. Jede Frequenzsteigerung, die in besonderem Maße eine Verkürzung der Diastolendauer beinhaltet, führt somit zu einer Abnahme des aus dem linken Vorhof in die Kammer abfließenden Blutes und somit zu einer Druck- und Volumenüberlastung des linken Vorhofs, die sich in die Lungenvenen hinein fortsetzt.

Die *klinischen Symptome* der Linksinsuffizienz des Herzens sind:
Belastungsdyspnoe,
Orthopnoe, nächtliche Atemnot, Hustenreiz (hüsteln).

Auskultationsbefund:

reichlich feinblasig feuchte RG, besonders in den basalen Lungenabschnitten; zum Teil ein basaler Pleuraerguß, der meist rechts auftritt *(Hegglin)*. Ein 3. und/oder 4. Herzton ist zu hören = Galopprhythmus.
Bei Ausbildung eines Lungenödems:
Entfernungsrasseln über allen Lungenfeldern, es kocht auf der Brust, Tachypnoe, extreme Orthopnoe, Husten, schaumiger, zum Teil hellrosa sanguinolenter Auswurf, Tachykardie; selten Bradykardie unter 50/min.

Einige *Symptome* der *bronchopulmonalen Dyspnoe* sind:
Belastungsdyspnoe,
häufig Zyanose, zum Teil Polyglobulie,
Husten.

Auskultationsbefund:

trockene RG, Giemen, Brummen und Pfeifen über allen Lungenfeldern,
häufig hypersonorer Klopfschall als Zeichen des Lungenemphysems,
häufig zähes, weißes Sputum.

Die *Therapie der kardialen Dyspnoe* besteht in erster Linie in einer Glykosidmedikation, um die Leistung des linken Herzens zu steigern und die Herzfrequenz zu vermindern. Eine Natriumrestriktion und gleichzeitige Kaliumsubstitution sollte immer mit der Digitalisierung Hand in Hand gehen. Saluretika gehören nicht zu den ersten Schritten in der Behandlung der kardialen Dyspnoe, meist sind sie bei optimaler Glykosidmedikation sogar überflüssig.

Bei der *Therapie der akuten Linksinsuffizienz* des Herzens mit Ausbildung eines Lungenödems jedoch gehören die rasch wirkenden Saluretika wie Furosemid zur *Soforttherapie* (Tab. VI)

1. Verminderung des venösen Rückstroms zum Herzen und damit Verminderung der passiven Erhöhung des Pulmonalkapillardruckes durch einen *unblutigen Aderlaß* (Abb. 31 c). Am mit herabhängenden Beinen aufrecht sitzenden Patienten werden Staubinden um 3 Extremitäten gelegt mit einem Druck, der über dem venösen und unter dem arteriellen liegt; diese Staubinden müssen wechselweise alle 10 Minuten wieder gelöst werden. Durch diesen unblutigen Aderlaß kann der venöse Rückstau zum Herzen erheblich stärker reduziert werden, als durch den stärksten zumutbaren blutigen Aderlaß. Es kommt nicht zum Blutverlust mit dem Risiko einer Anämie und/oder eines Eiweißverlustes. Schließlich ist dieser Aderlaß bei Kollapsneigung aufgrund eines zu geringen venösen Angebotes jederzeit behebbar.
   Ausnahme: bei der Polyglobulie ist ein blutiger Aderlaß angezeigt.

Tab. VI

Therapie des akuten Lungenödems

1. Verminderung des venösen Rückstromes zum Herzen
   a) Lagerung
   b) Aderlaß unblutig oder selten blutig
2. Verminderung des aktiven Blutvolumens mit Furosemid (Lasix® i.v.)
3. O_2-Beatmung und Antischaummittel (Alkohol)
4. Sedierung
   Morphin. hydrochlor. 0,01 i.v.
5. Steigerung der Herzleistung
   Digoxin 0,25–0,5 (–0,75) mg i.v.
6. Theophyllin 0,24–0,48 i.v.
7. Normalisierung der Membranpermeabilität
   Prednisolon 50–250 mg i.v.
8. (O_2-)Überdruckbeatmung

2. Verminderung der gesamten aktiven Blutmenge mit Hämokonzentration und damit Erhöhung des kolloidosmotischen Druckes durch eine *rasche Diurese* mit Furosemid (1 Ampulle Lasix® i.v.).
3. Sauerstoffbeatmung und Antischaumbehandlung: Wenn man den Sauerstoff zur Anfeuchtung statt durch Wasser durch hochprozentigen Alkohol leitet, so wirkt dieser als Antischaummittel; die Oberflächenspannung der Ödemflüssigkeit wird herabgesetzt, die Ödembläschen platzen und die Ausdehnung des Lungenödems geht sofort deutlich zurück. Die Sauerstoffbeatmung erhöht den alveolären Sauerstoffdruck, der alveolokapilläre O_2-Gradient nimmt zu, das Kapillarblut wird besser oxygeniert, die Hypoxie schwindet und damit der Reiz zu einem erhöhten Pulmonalgefäßtonus.
4. Sedierung: hier haben sich die Morphinderivate sehr gut bewährt, da diese eine direkte Minderung des Pulmonalisdruckes erzielen, den Angstzustand mit der Katecholaminausschüttung und der Hyperventilation dämpfen und außerdem eine deutliche Zunahme des diuretischen Effektes von Furosemid bewirken *(Singh)*.
5. Steigerung der Herzleistung:
   Digoxin oder Strophanthin 0,25–0,5 mg i.v., bzw. β-Methyldigoxin 0,2–0,4 mg.
6. Intravenöse Gabe von Theophyllinderivaten.
7. Normalisierung der Membranpermeabilität durch die Gabe von 50–250 mg Prednisolon i.v.
8. Wenn möglich, eine (O_2-)Überdruckbeatmung, die notfalls mit jedem beliebigen Beatmungsbeutel ubiquitär durchgeführt werden kann und sollte.

Diese Sofortbehandlung bei einem beginnenden Lungenödem ist überall und jederzeit durchführbar. Je früher diese intensive Therapie einsetzt, desto höher ist die Erfolgsaussicht.

III. Herzrhythmusstörungen

Im Rahmen dieses Seminars über kardiologische Fehldiagnosen dürfen natürlich die Herzrhythmusstörungen nicht fehlen. Hierüber sind in letzter Zeit viele Artikel erschienen, und dennoch besteht bei der Erkennung und besonders der Differenzierung der einzelnen Arrhythmien voneinander eine erhebliche Unsicherheit, die sich dann verständlicherweise auch auf die Differentialtherapie auswirken muß. Die Ursache hierfür liegt u. a. darin, daß mit immer subtileren Untersuchungsmethoden, z. B. der intrakardialen Elektrokardiographie und elektrophysiologischen Untersuchungsmethoden, eine immer genauere Differenzierung möglich wurde, die mit den Methoden der Praxis aber nicht nachvollzogen werden kann.

Es soll deshalb, der Intention dieses Seminars folgend, nur auf die für die tägliche Praxis interessanten, da hier durchführbaren, differentialdiagnostischen und therapeutischen Möglichkeiten der Herzrhythmusstörungen eingegangen werden. Erfahrungsgemäß kann der Arzt in Klinik und Praxis fast täglich mit dem Problem einer Arrhythmie konfrontiert werden.

Die Schwierigkeit der Beurteilung und Behandlung einer Arrhythmie in der Praxis liegt nicht zuletzt in ihrer zum Teil schwierigen Erfassung aufgrund des häufig wechselnden Befundes und außerdem darin, daß einmal eine Arrhythmie, z. B. eine supraventrikuläre Tachykardie vegetativer Ursache als ein „Unfug des Herzens" für den Patienten zwar subjektiv unangenehm, objektiv jedoch recht harmlos sein kann, im anderen Fall aber lebensbedrohlich. Die gleiche für ein relativ gesundes Herz- und Kreislaufsystem harmlose Arrhythmie kann bei einem vorgeschädigten Herzen, wie aber auch bei einem latenten Infekt (Cave bei dissimulierenden Leistungssportlern!) und/oder bei einer Zerebralsklerose eine lebensbedrohliche Situation hervorrufen.

Während z. B. ein gesundes Herz eine Tachykardie von 160–180/min gut toleriert, ja bei einer schweren körperlichen Belastung sogar braucht, kann eine harmlose Sinustachykardie von 120–130/min bei einem kranken Herzen bereits eine bedrohliche Situation hervorrufen. Das gleiche gilt für eine deutliche Bradykardie; die trainingsbedingte Bradykardie eines Sportlers von 50–60/min ist vollkommen harmlos, während die gleiche Bradykardie bei einer Zerebralsklerose bedrohliche zerebrale Durchblutungsstörungen hervorrufen kann. Nach *Bernsmeyer* und *Gottstein* haben z. B. ca. $^3/_4$ aller intermittierenden zerebralen Ischämien und

Enzephalomalazien ihre wahre Ursache in kardialen Störungen mit Abnahme des Herzzeitvolumens, bedingt durch eine Tachykardie oder eine Bradykardie. Die gezielte Therapie der zerebralen Hypoxie hat deshalb nicht selten am Herzen anzusetzen.
Jede Tachykardie geht mit einem erhöhten Sauerstoffverbrauch des Herzens und gleichzeitig mit einer verkürzten Diastolendauer einher. Die myokardiale Koronardurchblutung, d. h. die Sauerstoffversorgung des Gewebes, findet aber im wesentlichen während der Diastole statt. Das gleiche gilt für die gesamten metabolischen Wiederherstellungsprozesse. Man spricht daher auch von der „Wiederherstellungszeit", die kürzer sein muß als die Diastole, wenn kein Sauerstoffdefizit auftreten und der Organismus in eine gefährliche anaerobe Stoffwechsellage geraten soll. Deshalb ist eine genügend lange Diastole, besonders beim vorgeschädigten Herzen, Voraussetzung für eine optimale Sauerstoffversorgung. Überschreitet nämlich der Sauerstoffverbrauch die Kapazität der Sauerstoffversorgung, die bei alten Menschen wie bei dem kranken Herzen bereits eingeschränkt ist, so entsteht ein Sauerstoffdefizit, eine Gewebshypoxydose. Diese verstärkt nun ihrerseits wiederum die arrhythmieauslösenden Ursachen und die Irritabilität des Herzens sowie die mechanische Kontraktionskapazität, d. h. die Auswurfleistung des Herzens.
Durch diesen Circulus vitiosus kann jede Arrhythmie bei einem kranken Herzen sehr rasch eine akute Gefahr heraufbeschwören.

Die *Diagnostik* hat sich nach den jeweiligen Möglichkeiten zu richten; dabei steht an erster Stelle

1. die Überprüfung des allgemeinen Zustandes des Patienten: Lebensalter, Dauer und Häufigkeit der Arrhythmie, Atmungstätigkeit, Hautfarbe (Blässe, Rötung, Zyanose), Hautfeuchtigkeit, Hauttemperatur, Angst, Unruhe, Schmerzen, Kollapsneigung.
   Im jüngeren Lebensalter überwiegen vegetativ bedingte harmlose supraventrikuläre Tachykardien, im Alter dagegen organisch bedingte; aber auch „harmlose" Arrhythmien verschlechtern die Kreislaufsituation, je nach dem Zustand der zerebralen wie koronaren Reserven.
   Eine Kammertachykardie geht immer mit einem lebensbedrohlichen Zustandsbild einher.
2. Prüfung des peripheren Pulses auf Frequenz, Rhythmik und Füllung.
3. Auskultation des Herzens mit Prüfung des zentralen Pulses (Herztöne abgeschwächt oder betont, paukend, Herzgeräusche, Galopprhythmus, Pulsdefizit).
4. Blutdruckmessung; ein sehr hoher Blutdruck läßt an einen dekompensierten Hypertonus oder an eine Phäochromozytomkrise denken; ein deutlicher Blutdruckabfall bei Bradykardie spricht für das Vorliegen eines vagovasalen Kollapses, bei Tachykardie für einen drohenden Schockzustand.
5. Wenn vorhanden, Registrierung eines Elektrokardiogramms.

Die verschiedenen Formen der Arrhythmien

Die meisten paroxysmalen supraventrikulären Tachykardien sind relativ harmlos. Ein Vagusreiz (Valsalvamanöver, Karotisdruckversuch, Trinken von eiskaltem kohlesäurehaltigem Wasser o. ä.) führen meist zur Durchbrechung der tachykarden Zustände.

Sinustachykardie

Sie führt selten zu einer sofort behandlungsbedürftigen Notfallsituation, außer bei älteren Patienten mit einer zerebralen Durchblutungsstörung. Wie gesagt, kann hier bereits eine Tachykardie von 110–120/min, wie auch eine Bradykardie zu einer gefährlichen Abnahme der zerebralen Perfusion mit zerebralen Ausfallserscheinungen führen.

Merke
Bei älteren Patienten mit einer Zerebralsklerose ist häufig die Schwankungsbreite der Herzfrequenz, die eine ausreichende Hirnperfusion gewährleistet, sehr schmal, d. h. sie liegt häufig nur zwischen 65–85/min.

Diagnose (Abb. 32)
Die Ruhefrequenz liegt meist zwischen 100–120 maximal 130/min; sie wechselt bei tiefer In- und Expiration = *respiratorische Arrhythmie* und sie steigt bei körperlicher Belastung sofort weiter an – *Belastungsabhängigkeit.*

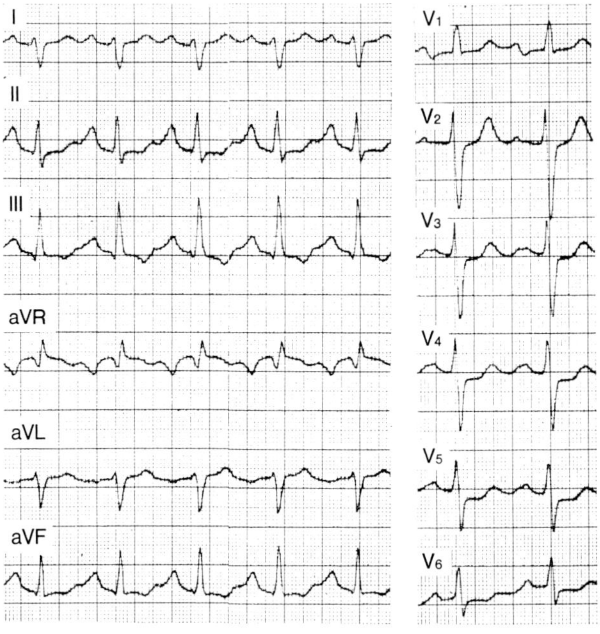

Abb. 32 Sinustachykardie bei einer 16jährigen Patientin mit einer hochgradigen Mitralstenose.

Therapie

Die Therapie der Sinustachykardie richtet sich nach der Ursache. Bei Kindern ist eine Sinusfrequenz von 100/min, teilweise bis 110/min, noch physiologisch.

Bei der vorwiegend vegetativ bedingten Sinustachykardie ist eine trainingsbedingte Erhöhung des Vagotonus das Mittel der Wahl: tägliches körperliches Training, d. h. mindestens 2mal täglich eine echte körperliche Belastung von ca. 6–10 min. Daneben haben sich alle hydrotherapeutischen Maßnahmen gut bewährt (Kneippsche Anwendungen, Schwimmsport).

Beim hyperkinetischen Herzsyndrom neben dem körperlichen Training Unterstützung mit peroraler Gabe von Beta-Rezeptorenblockern (Cave: Bronchospasmen). Auch allgemeine Sedativa oder Kombinationspräparate wie Sedovegan® oder Pulsnorma® haben sich bewährt.

Cave

Die intravenöse Zufuhr von betablockierenden Substanzen sollte nur unter Überwachungsbedingungen in der Klinik durchgeführt werden.

Bei der hypertonen Krise mit gleichzeitigem erheblichen Blutdruck- und Herzfrequenzanstieg (Sinustachykardie): Iproveratril (Isoptin®) 1–2 Ampullen i.v.

Bei Hyperthyreose: Thyreostatika oder auch Beta-Rezeptorenblocker.

Bei einer vorwiegend hämodynamisch bedingten Sinustachykardie ist die Glykosidgabe unter Beobachtung des Elektrolythaushaltes die Methode der Wahl, z. B. 0,8–1,25 mg Digoxin oder 0,6–1,0 mg Beta-Methyldigoxin langsam i.v. Uns hat sich dabei die Kombination mit 1–2 Ampullen Kalium-Magnesium-Aspartat langsam i.v. bewährt; zur weiteren Dauertherapie peroral Digoxin, evtl. mit Beta-Rezeptorenblockern.

Supraventrikuläre Tachykardie

Vorhofflattern mit einer niedrigen av-Blockierung.

Diagnose

Da die Vorhoffrequenz im Mittel bei 280/min (230–300/min) liegt, beträgt die Herzfrequenz bei einer 2:1-av-Überleitung meist 115–140/min. Beim längeren Auskultieren bzw. Pulsfühlen ist jedoch häufig eine plötzliche Irregularität festzustellen, die durch eine kurzdauernde höhere Blockierung der av-Überleitung bedingt ist. Bei Belastung und bei der tiefen Atmung tritt keine Änderung ein wie bei der Sinustachykardie, wenn nicht durch eine Vagusstimulation das Blockierungsverhältnis abrupt erhöht wird, d. h. – im Gegensatz zur Sinustachykardie – fehlende respiratorische Arrhythmie und belastungsunabhängig stabil.

Das EKG ist gekennzeichnet durch ein typisches *sägezahnartiges* Bild der Vorhoferregungen (Abb. 33), d. h. es besteht keine Nullinie zwischen den einzelnen P-Zacken, deren Frequenz wie gesagt im Mittel bei 280/min liegt.

Das Ziel der *Soforttherapie* liegt in einer raschen Verlangsamung der Kammer-Tachysystolie. Dies gelingt meist am einfachsten durch eine Verzögerung der

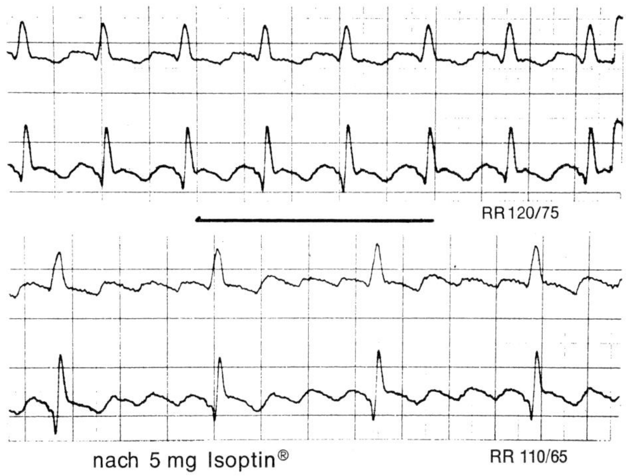

Abb. 33 Vorhofflattern: Oben: mit einer 2 : 1, unten: mit einer 4 : 1 Blockierung nach i. v. Isoptingabe.

av-Überleitung mit Übergang in einen höheren Grad der av-Blockierung, wodurch dann nur jede 3. oder 4. Vorhoferregung auf die Kammern übergeleitet wird.

Medikamentös hat sich heute besonders das Iproveratril (Isoptin®) bewährt. Nach einer raschen i.v.-Injektion von 0,5–1,0 mg (= 1–2 Amp.) tritt meist innerhalb von einer halben bis einer Minute eine höhere Blockierung der av-Überleitung mit Normalisierung der Kammerfrequenz ein (Abb. 33). Damit ist die akute Notfallsituation beseitigt und es ist Zeit gewonnen für weiteres diagnostisches und therapeutisches Handeln, z. B. die Reversion zum Sinusrhythmus mit Digitalis und Chinidin 3 bis max. 6 × 2 Drag. Galactoquin® oder Chinidin-Duriles® (Abb. 34). Eine alleinige Chinidingabe ist kontraindiziert, da sie zu einer Verlangsamung der Vorhoffrequenz führt, ohne daß die av-Überleitung verzögert wird, wie es durch Digitalis und Iproveratril geschieht. Eine Deblokkierung kann die Folge sein; die Kammerfrequenz steigt dann sogar noch an, da nun jede Vorhoferregung auf die Kammern übergeleitet werden kann.

An erster Stelle bei der Behandlung des Vorhofflatterns kann eine Vagusstimulation (*Valsalva*-Manöver, Massage des Karotissinus, Trinken von eiskaltem Mineralwasser) zu einem sofortigen Erfolg führen. Sie kann aber auch das Vorhofflattern verschlimmern, da Vagusstimulationen zu den gleichen elektrophysiologischen Veränderungen führen, die dem Vorhofflattern im Gegensatz zu anderen Vorhoftachykardien eigen sind (dV/dt ist verkleinert).

In der Klinik ist natürlich die Elektro-Kardioversion die Methode der Wahl.

Die paroxysmale atriale Tachykardie mit Block = PAT mit Block ist im klinischen Bild dem Vorhofflattern sehr ähnlich; aber aus therapeutischen Erwägungen heraus ist eine Differenzierung absolut notwendig.
Die Ursache liegt in den meisten Fällen in einer Digitalisintoxikation bei einem Kaliummangel, der durch eine gleichzeitige oder vorhergehende chronische oder abrupte Diurese oder auch durch Laxantienmißbrauch hervorgerufen ist.

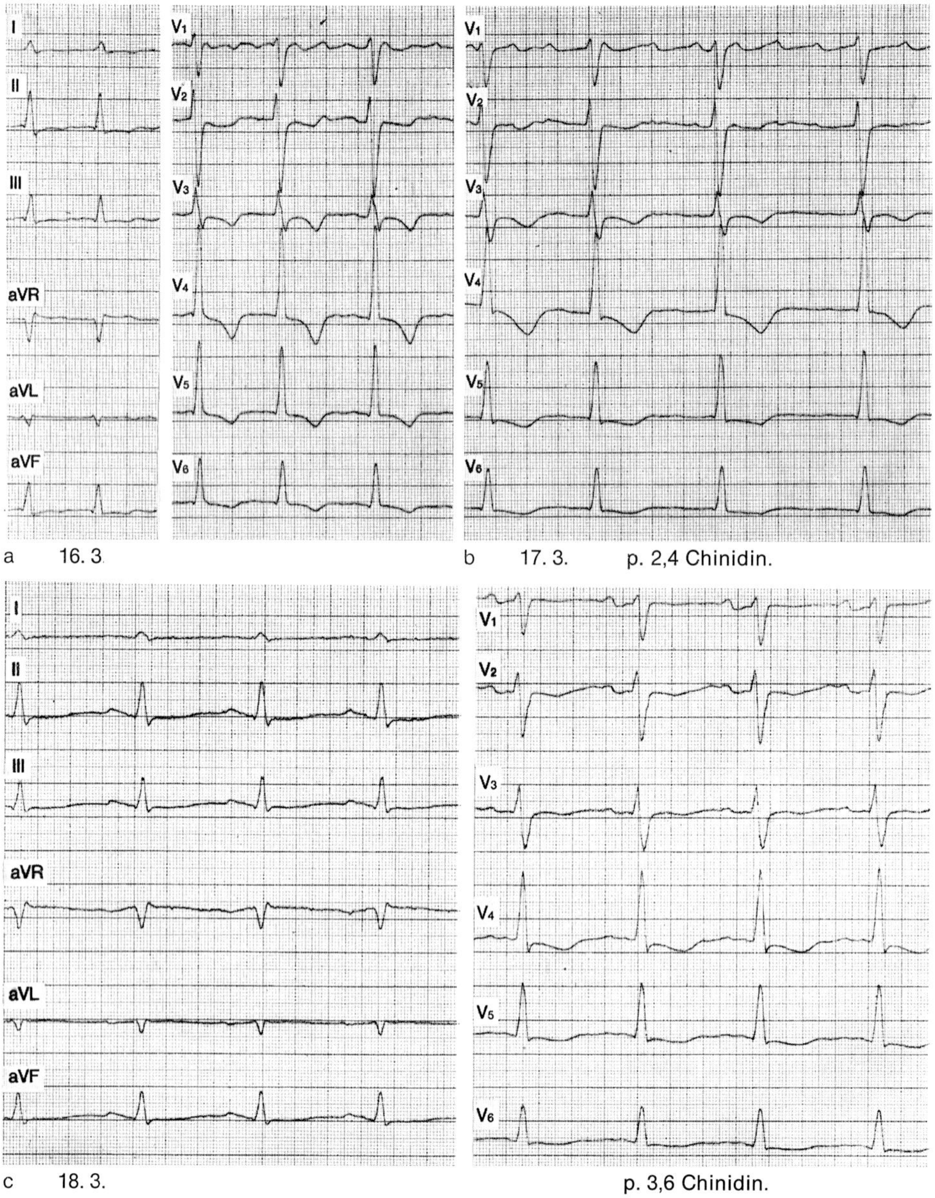

Abb. 34 Pharmakologische Reversion eines Vorhofflimmerns zu einem normalen Sinusrhythmus. a) Vorhofflimmern, b) Vorhofflattern, c) Normaler Sinusrhythmus. Die negativen T-Zacken sind kardiotomiebedingt. (Zustand nach Herzoperation.)

Diagnose

Da die Vorhoffrequenz im Mittel bei 180/min (160–220/min) liegt, ist die Herzfrequenz meist niedriger als beim Vorhofflattern mit einer 2:1-Überleitung; sie

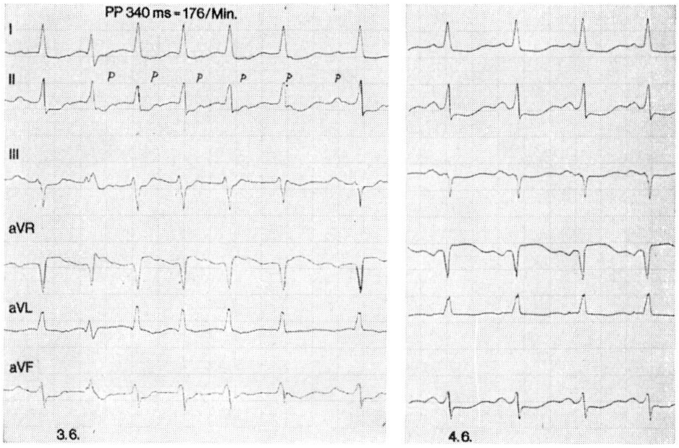

Abb. 35 Paroxysmale atriale Tachykardie (PAT) mit Block.

ist unregelmäßig, da immer wieder zwischendurch jede Vorhoferregung (lediglich mit einer langen PQ-Zeit) und nicht nur jede 2. auf die Kammer übergeleitet wird (Abb. 35).

Anamnestisch ist meist ein chronischer Laxantienabusus und/oder Diuretikaeinnahme zu eruieren bei gleichzeitiger Digitalisierung. Es handelt sich fast immer um ein *vorgeschädigtes Herz* mit den Zeichen einer latenten oder manifesten Herzinsuffizienz, wobei die Tachyarrhythmie jederzeit Vorläufer eines bedrohlichen Herz- und Kreislaufversagens sein kann.

Therapie

Eine Digitalismedikation ist absolut kontraindiziert! Bei Verkennung der Situation und weiterer Digitalisgabe beträgt die Mortalität 70 % *(Avenhaus)*!

1. Digitalisentzug;
2. i.v.-Zufuhr von Kalium, z. B. in Form von Kalium-Magnesium-Aspartat (1–2 Amp. Tromcardin® bzw. als i. v. Infusion Tromcardin K 120®) langsam i.v. oder Iproveratril 5–10 mg (Isoptin® rasch i.v.).

Paroxysmale supraventrikuläre Tachykardien treten oft ohne erkennbare Ursache auf. Wenn sie auch meist objektiv harmlos sind, so können sie doch bei bestimmten Gelegenheiten gefährliche Auswirkungen haben, z. B. bei Zerebralsklerose, beim Autofahren und bei allen älteren Menschen.

Therapie

Hier steht an erster Stelle eine Vagusstimulation, die die Patienten jederzeit selbst anwenden können, wie *Valsalva*-Preßatmung und/oder Trinken von Eiswasser – mancher nächtliche Notruf dürfte dadurch dem Hausarzt erspart bleiben –, aber vor allem wird jede tachykardiebedingte Organschädigung sofort unterbunden, die sonst evtl. selbst die Arrhythmie perpetuieren und verstärken könnte.

Die weitere Therapie besteht im wesentlichen in der Prophylaxe, wobei sich für die Praxis, neben den vielen β-Rezeptoren-hemmenden Stoffen (bei Herzinsuffizienzzeichen nur in der Kombination mit Digoxin) und besonders dem Ajmalin-Bitartrat (Neogilurytmal®) und dem Ethaverin (Cardiostron®), die in der Klinik häufig zu Unrecht geschmähten Mischpräparate (z. B. Sedovegan®, Coritrat®, Pulsnorma® u. a.), sowie allgemein das vegetative Gleichgewicht normalisierende Maßnahmen, gut bewährt haben. Dabei sollte jedoch auch mit an erster Stelle stehen, den Patienten zu unterweisen, einen *Valsalva-Versuch* selbst durchzuführen und damit den Anfall sofort bei Beginn zu durchbrechen. Ein Karotissinus-Druckversuch sollten die Patienten nicht selbst durchführen, da besonders ältere Patienten mit einem sog. hypersensitiven Karotissinus-Syndrom mit einer akuten Asystolie reagieren können. Wenn diese zwar meist nur einige Sekunden anhält, so kann sie doch einmal zu einem echten *Adams-Stokes*'schen Anfall führen.

Medikamentöse Soforttherapie: Iproveratril (Isoptin®) 5–10 mg rasch i.v. oder Ajmalin, z. B. Gilurhythmal®, 25–30 mg sehr langsam e. v. oder 1 Dragee Neo-Gilurytmal® oder Cardiostron®, evtl. nach 1 Stunde wiederholen.

Eine Sonderform stellen die paroxysmalen supraventrikulären Tachykardien beim **WPW-Syndrom** dar. Eine Differenzierung ist nur elektrokardiographisch möglich: Verkürzung von PR auf $< 0{,}12$ s auf Kosten einer Deltawelle. Zur Therapie hat sich ebenfalls die i.v. Injektion von 5–10 mg Iproveratril = Isoptin®, wie auch die sehr langsame i.v.-Injektion von 25–50 mg Ajmalin = $^1/_2$–1 Amp. in 10 Min. bewährt. Zur Prophylaxe Ajmalinbitratrat = Neogilurytmal® und Mischpräparate.

Bei der sog. **av-Knotentachykardie** handelt es sich wohl mehr um eine Bündeltachykardie: die Differenzierung ist nur elektrokardiographisch möglich; liegt jedoch der Ursprungsort relativ tief, so ist sie auch elektrokardiographisch von einer Kammertachykardie nicht zu trennen; das gleiche gilt, wenn eine intravenöse Leitungsstörung bei Vorhoftachykardie besteht. Häufig sind alte EKG vorhanden, in denen typische WPW-Schläge beobachtet worden sind, die auf ein WPW-Syndrom hinweisen.

Therapie

i.v. Gabe von 5–10 mg Iproveratril (Isoptin®) oder langsame i.v. Gabe von 100 mg Lidocain (Xylocain®).

Ventrikuläre Tachykardien sind von sogenannten tiefen av-Tachykardien, wobei es sich meist um Bündeltachykardien handelt, kaum zu unterscheiden. Man kann aber allgemein sagen, daß eine ventrikuläre Tachykardie immer mit einem schweren Krankheitsbild einhergeht, während dies bei den Bündeltachykardien nicht der Fall zu sein braucht.

Diagnose

Die Herzfrequenz liegt meist zwischen 160–220/min. Der Blutdruck ist of sehr niedrig, der Puls schwer zu tasten. Es liegt ein schweres Krankheitsbild vor.

Die *Therapie* der Wahl ist die langsame intravenöse Gabe von 100 (bis 200) mg Lidocain (Xylocain®); da die Wirkung von Xylocain® relativ flüchtig ist, ist die intravenöse Dauertropfinfusion angezeigt. Jede ventrikuläre Tachykardie sollte in ein Krankenhaus überwiesen werden.

Oligosystolie

Ein sogenannter **Knoten- bzw. Bündelrhythmus** (Abb. 36 c u. 55) ist häufig nicht von einer Sinusbradykardie oder auch von einem totalen av-Block ohne Anfertigung eines EKG zu unterscheiden. Belastet man jedoch die Patienten, so steigt die Herzfrequenz bei der Sinusbradykardie an, während sie beim totalen av-Block mit Kammereigenrhythmus stabil bleibt. Ein Knotenrhythmus kann bei Belastung in einen Sinusrhythmus übergehen.

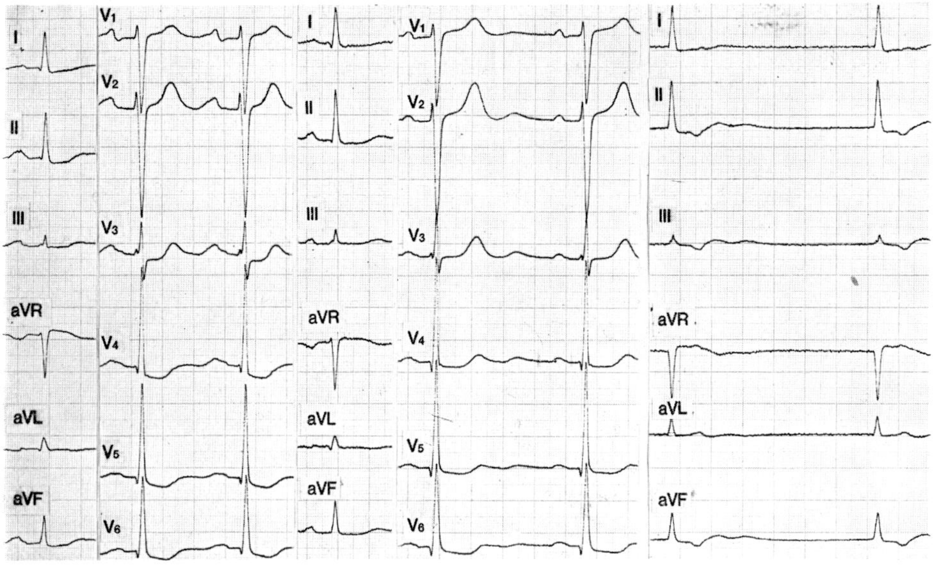

Abb. 36 Digitalisintoxikation
a) Sinustachykardie.
b) Deutlicher Digitaliseffekt mit Verringerung der Sinusfrequenz.
c) Ausbildung eines sogenannten Knotenrhythmus, der wahscheinlich vom oberen Teil des Bündelstammes ausgeht mit retrograder Erregung der Vorhöfe: negative P-Zacken nach der QRS-Gruppe.

Das heißt, auch in der Praxis kann man häufig die Diagnose eines totalen av-Blocks ohne EKG stellen: bei genauer Beobachtung kann man die in die Jugularvenen reichenden Vorhofkontraktionswellen und somit die Vorhoffrequenz erkennen, die unter Belastung entsprechend ansteigt, während der ventrikuläre Rhythmus praktisch unbeeinflußt oligosystolisch bleibt (Abb. 37).

Therapie

In beiden Fällen ist die Gabe von Atropin 0,5–1 mg i.v. oder Orciprenalin (Alupent® 0,5–1 mg langsam i.v.) das Mittel der Wahl in der Praxis.
Bei allen bisher aufgeführten Herzrhythmusstörungen handelte es sich im wesentlichen um Störungen der Herzschlagfolge, die eine gewisse Regularität erkennen ließ. Davon abzugrenzen sind die irregulären **regellosen Arrhythmien,** wie z. B. die Arrhythmia absoluta oder die Extrasystolie.

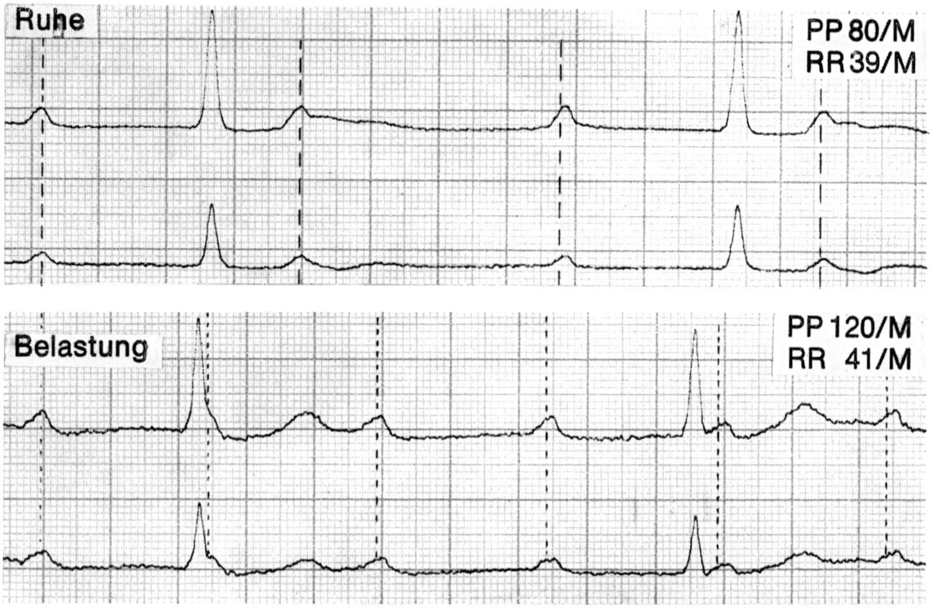

Abb. 37 Totaler av-Block oben: in Ruhe, unten: während Belastung; während die Vorhoffrequenz belastungsbedingt ansteigt, bleibt der Kammereigenrhythmus unbeeinflußt.

Es sei jedoch darauf hingewiesen, daß häufig fließende Übergänge zwischen einer absolut regellosen Arrhythmie und einer mit einer gewissen Regelmäßigkeit bestehen; rein willkürliche Abgrenzungen werden dadurch unvermeidlich sein. Man denke z. B. an vereinzelt auftretende mehr oder weniger regelmäßig eingestreute Extrasystolen bei einem normalen Sinusrhythmus, die die Patienten oft beunruhigen und sie dann mit der Angabe des „Herzstolperns" oder des „Aussetzen des Herzschlages" (bedingt durch die postextrasystolische Pause) in die Sprechstunde führen.

Eine physiologische Arrhythmie, die jedoch immer wieder, besonders bei Jugendlichen, zur Fehldiagnose einer pathologischen Rhythmusstörung führt, ist die

Respiratorische Sinusarrhythmie

Als Zeichen eines gut funktionierenden biologischen Reglersystems ändert sich die Herzfrequenz rasch mit dem wechselnden venösen Blutangebot an das Herz. Während der Inspiration wird ein erhöhter negativer intrathorakaler Druck erzeugt, wodurch ein vermehrtes venöses Blutvolumen in den Intrathorakalraum angesaugt wird. Das venöse Blutangebot an das Herz nimmt zu und reflektorisch steigt die Sinusfrequenz. Während der Ausatmung, bei vermindertem negativem bzw. leicht positivem intrathorakalem Druck, nimmt der venöse Rückstrom zum Herzen und gleichzeitig reflektorisch die Herzfrequenz ab. Im EKG erkennt man, neben der mit der Atmung synchron wechselnden Änderung der RR-Intervalle, manchmal auch eine leichte Änderung der P-Zacke: sie wird bei der Einatmung, rasche Frequenz, etwas größer und bei der Ausatmung, langsame Frequenz, wieder kleiner (Vagus-P).

Diagnose
Regelmäßiger, d. h. atemsynchroner Frequenzwechsel, bei Inspiration Pulsbeschleunigung (mit zunehmender Pulsfüllung), bei Expiration Pulsfrequenzabnahme.

EKG
Bei tiefer Inspiration nimmt der RR-Abstand ab, evtl. mit Amplitudenzunahme der P-Zacke; bei Expiration vice versa RR-Abstand Zunahme und kleiner werdende P-Amplitude.

Therapie
Die respiratorische Sinusarrhythmie ist ein physiologischer Vorgang und als Zeichen eines gut funktionierenden Reglersystems zu werten. Eine Therapie ist daher nicht angezeigt. Eine fehlende respiratorische Arrhythmie ist, besonders bei Jugendlichen, dagegen als abnorm anzusehen.

Regellose Sinusarrhythmie

Die regellose Sinusarrhythmie zeichnet sich durch eine *Atemunabhängigkeit* aus, wobei alle Erregungen vom Sinusknoten ausgehen; im EKG sind also die P-Zakken und die PQ-Zeiten weitgehend gleich. Die regellose Sinusarrhythmie ist immer als abnorm anzusehen. Einmal kann sie Zeichen einer Digitalisüberdosierung sein und geht dann meist mit einer ausgeprägten Sinusbradykardie einher.

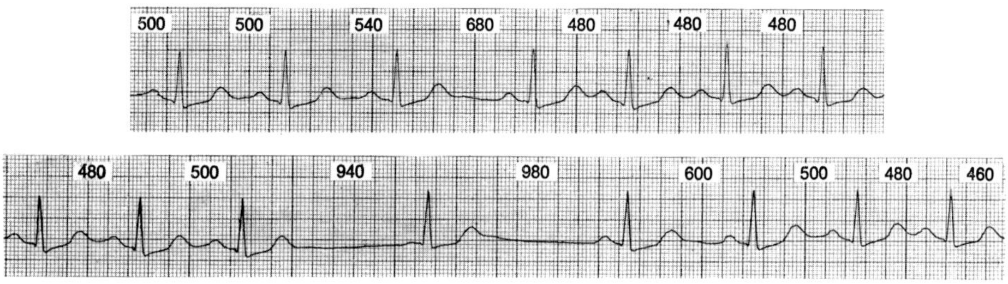

Abb. 38 Sinusarrhythmie: Ruhe-EKG einer 52jährigen Patientin. In der oberen Reihe erkennt man bei einer Sinustachykardie mit einer Frequenz von etwa 120 (PP-Intervall um 500 msec) eine plötzliche Verlängerun des PP-Abstandes auf 680 msec (entsprechend einer Frequenz von 88/min), während sofort anschließend die Sinustachykardie mit einem PP-Abstand von 480 msec unverändert weiterläuft. Diese Veränderungen traten irregulär pro Min. etwa 5–7 mal auf. In der unteren Reihe fällt anscheinend der Sinusknoten nach dem 3. Schlag plötzlich aus und nach einer Pause von 940 msec kann dadurch ein tieferes Zentrum aktiv werden (passive Vorhofextrasystole) und nach einem weiteren Intervall von 980 msec setzt dann die normale Sinuserregung wieder ein. Es kommt dann rasch wieder zu der vorherigen Sinustachykardie mit einer Frequenz um 120/min. Die Zahlen geben jeweils das PP-Intervall in msec an.

Zum anderen kann eine tachykarde Form manchmal bei einer akuten oder chronischen Myokarditis beobachtet werden. Meist jedoch tritt bei der akuten Myokarditis eine regellose polytope Vorhoftachykardie auf (siehe Abb. 38 u. 46). Bei der regellosen Sinusarrhythmie kann es einmal nur zu einer regellosen Änderung der PP-Intervalle kommen, bei gleichbleibender P-Zacke und PQ-Zeit. Manchmal wird eine solche Verlängerung des PP-Intervalls für eine oder zwei Herzaktionen in eine Sinustachykardie eingestreut. Dabei ist die Sinusfrequenz davor und danach ganz gleichmäßig (Abb. 38 oben). Wie Abb. 38 unten jedoch zeigt, kann dieses PP-Intervall aber auch so lang werden, daß ein tieferes Zentrum zum aktuellen Schrittmacher wird – Vorhofextrasystole –, ehe der Sinusknoten, nach einem deutlich verlängerten PP-Intervall, wieder mit der alten tachykarden Frequenz feuert und somit zum aktuellen Schrittmacher wird.

Diagnose

a) Atemunabhängige bradykarde Arrhythmie, die an eine absolute Bradyarrhythmie bei Vorhofflimmern denken läßt. Meist besteht eine Herzerkrankung und der Patient steht unter Digitalismedikation.

   EKG
   Atemunabhängige Sinusbradyarrhythmie, PP-Intervall wechselt regellos bei weitgehend stabiler av-Überleitungszeit.

b) Tachykardie mit gehäuften eingestreuten „Ausfällen", ähnlich einer postextrasystolischen Pause.

   EKG (Abb. 38)
   Sinustachykardie mit plötzlich eingestreuter Verlängerung des PP-Intervalls, evtl. mit eingestreuter Vorhofersatzsystole. die PQ-Zeit bleibt weitgehend gleich, nicht jedoch bei der Vorhofersatzsystole.

Der sinu-aurikuläre Block

Eine Sonderform einer Sinusarrhythmie stellt der „sogenannte" sinu-aurikuläre Block dar. „Sogenannte" deshalb, weil mit der konventionellen Elektrokardiographie nicht erkannt werden kann, ob eine automatische Erregung des Sinusknotens überhaupt stattgefunden hat, welche nur nicht auf den Vorhof übergeleitet wurde, oder ob ein echter kurzzeitiger Sinusausfall vorliegt. Lediglich der zeitliche Zusammenhang des PP-Intervalls, das bei dem sa-Block etwa das Doppelte oder ein Vielfaches des normalen PP-Intervalls ausmacht, deutet auf eine Blockierung der Erregungsleitung hin.
Das Oberflächen-EKG ist bekanntlich nur Ausdruck der Summe der elektrischen Potentialdifferenzen des Arbeitsmyokards. Das elektrische Geschehen des sogenannten spezifischen Systems kann dagegen – auf Grund der zu geringen Muskelmasse dieses Systems – im Oberflächen-EKG nicht erfaßt werden.
Da das den Sinusknoten direkt umgebende Gewebe, ähnlich wie das Gewebe des av-Knotens, eine deutlich langsamere Erregungsleitungsgeschwindigkeit aufweist,

also ebenfalls eine leitungsverzögernde Funktion besitzt, kann es natürlich analog dem av-Knoten auch hier zu mehr oder weniger ausgeprägten regelmäßigen oder unregelmäßigen Ausfall- bzw. Ermüdungserscheinungen kommen. Die Folge davon ist dann eine mehr oder weniger vollständige sinu-aurikuläre Blockierung, da die im Sinusknoten automatisch erzeugten Reize nicht in gewohnter Weise auf den Vorhof übergeleitet werden können.

Auch der sinu-aurikuläre Block weist, wie die regellose Sinusarrhythmie, auf eine Erkrankung bzw. Funktionsstörung des Herzens hin. Diese kann ebenfalls häufig Ausdruck einer Digitalisüberdosierung oder einer lokalen Ischämie sein.

Diagnose

Regelmäßig oder meist unregelmäßig einsetzende Pausen oder „Ausfälle", die an eine postextrasystolische Pause erinnern lassen. Die Grundfrequenz ist meist – aber nicht immer – eher bradykard. Bei einer mit einer gewissen Regelmäßigkeit einhergehenden sa-Blockierung, vergleichbar am av-Knoten der Wenckebachschen Periodik, scheint es sich ebenfalls um eine zunehmende Ermüdung zu handeln, so daß dann jede 3. oder 4. Sinuserregung nicht auf den Vorhof übergeleitet wird. Der auskultatorische und palpatorische Befund läßt an einen Bi- oder Trigeminus denken (Abb. 39).

EKG

Bei einem normalen Sinusrhythmus fällt regelmäßig oder auch unregelmäßig eine P-Zacke aus und das PP-Intervall beträgt während dieser Phase etwa das Doppelte oder Mehrfache des normalen PP-Abstandes vor und nach diesem Ausfall. Da einerseits die respiratorische Arrhythmie bereits mit einer gewissen Veränderung des PP-Abstandes einhergeht, andererseits aber die zum sa-Block führenden Ermüdungserscheinungen eine von Schlag zu Schlag zunehmende Verlängerung der sa-Überleitungszeit erwarten lassen, ist das PP-Intervall meist nicht genau das Doppelte oder Mehrfache, sondern etwas kürzer, weil sich in der Zwischenzeit das ermüdete Gewebe wieder besser erholt hat.

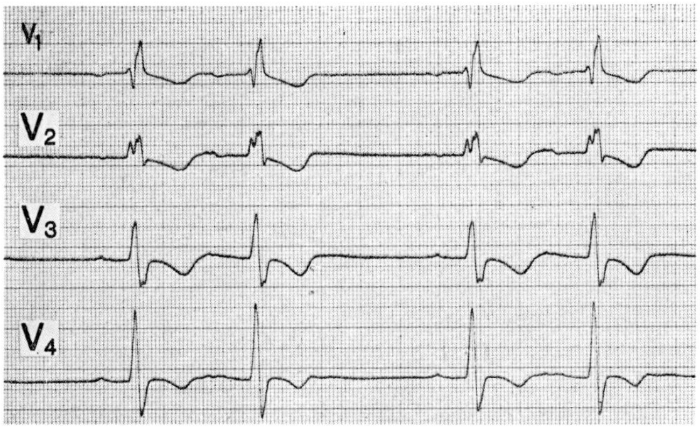

Abb. 39 Sinu-aurikulärer Block: EKG eines 42jährigen Pat. nach einer Herzoperation, der unter einer Digitalisvollsättigungsmedikation stand. Nach jeder 2. Vorhoferregung fällt eine Vorhoferregung aus. Da das PP-Intervall in diesem Zeitraum fast doppelt so groß ist wie jeweils zuvor, dürfte es sich um einen sinu-aurikulären Block handeln. Palpatorisch und auskultatorisch glich der Befund einem Bigeminus.

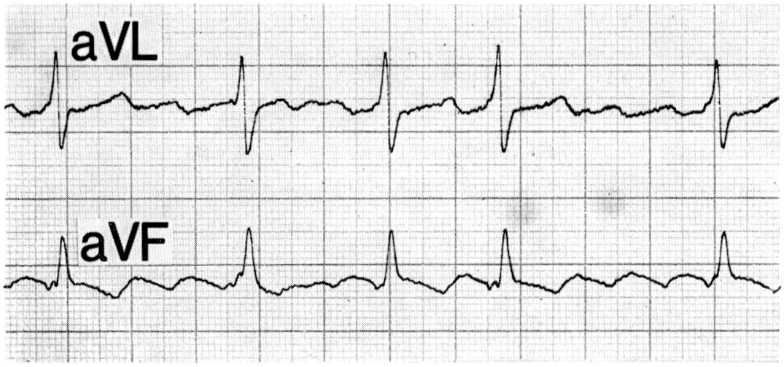

Abb. 40 Vorhofflattern mit wechselnder 2 : 1 – 4 : 1-AV-Blockierung, woraus eine absolute Arrhythmie der Kammeraktionen resultiert.

Regellose Vorhofarrhythmien

Zunächst sei noch auf die Möglichkeit einer regelmäßigen Vorhoftachykardie hingewiesen, die jedoch palpatorisch und auskultatorisch als regellose, absolute Vorhofarrhythmie imponieren kann und so Anlaß zu fehldiagnostischen und fehltherapeutischen Erwägungen sein kann.
Es handelt sich um eine regelmäßige Vorhoftachykardie, z. B. ein Vorhofflattern mit wechselnder av-Blockierung.
Abb. 40 zeigt ein solches regelmäßiges Vorhofflattern mit regellos wechselnder 2 : 1 – 4 : 1-av-Überleitung. Daraus resultiert eine palpatorisch und auskultatorisch faßbare regellose – oder absolute – Arrhythmie der Kammern.
Die Differentialdiagnose zwischen dieser absoluten Arrhythmie auf dem Boden eines regelmäßigen Vorhofflatterns mit wechselnder av-Blockierung und der absoluten Arrhythmie beim regellosen Vorhofflimmern ist von wesentlicher therapeutischer Bedeutung. Denn beim Vorhofflattern mit wechselnder av-Blockierung besteht die Gefahr einer av-Deblockierung, so daß dann jede oder jede 2. Vorhoferregung auf die Kammern übergeleitet wird. Eine evtl. akut lebensbedrohliche Kammertachykardie ist dann die Folge.

Die *Soforttherapie* in der Praxis besteht in der raschen Erhöhung des av-Blokkierungsverhältnisses und somit Senkung der Kammerfrequenz mittels einer intravenösen Gabe von 1 (bis 2) Ampullen Iproveratril (Isoptin®).

Absolute Arrhythmie beim Vorhofflimmern

Beim Vorhofflimmern handelt es sich um eine regellose tachykarde Vorhofarrhythmie, wobei zwischen zwei Arten unterschieden werden kann:

1. Eine langsamere, stabilere „synchrone" Aktivität des Vorhofs mit einer Frequenz von 300–500/Min. Im EKG kommen meist deutliche Flimmerwellen zur Darstellung, zum Teil als sogenannte Flatterfibrillationen. Diese Form des Vorhofflimmerns läßt sich erfahrungsgemäß meist recht gut pharmakologisch oder elektrisch zu einem normalen Sinusrhythmus wieder revertieren.

2. Eine schnelle „desynchronisierte Aktivität" verschiedener Abschnitte der Vorhöfe bis zur völligen „Vorhofanarchie". Die Frequenz reicht von 500–1000 Oszillationen pro Minute. Die regellosen Flimmerwellen sind häufig im EKG nur schlecht zu erkennen. Im intrakardialen EKG dagegen lassen sich diese beiden Formen sehr gut voneinander differenzieren. Dies hat insbesondere für die Kardioversion eine prognostische Bedeutung.

Je nach der Stärke und der Frequenz der in den av-Knoten eindringenden Vorhoferregungen und je nach der Leitfähigkeit bzw. umgekehrt der Ermüdbarkeit oder Refrakterität des av-Knotens erreichen viele oder wenige Vorhoferregungen in total regelloser oder auch weitgehend regelmäßiger Folge die Kammern. Eine absolute Tachyarrhythmie oder Bradyarrhythmie ist die Folge.
Da ein indirekter Glykosideffekt die Verzögerung der av-Überleitung ist, versiegen unter der Glykosidmedikation immer mehr ankommende Vorhoferregungen im av-Knoten und können nicht auf die Kammern gelangen. So nimmt die

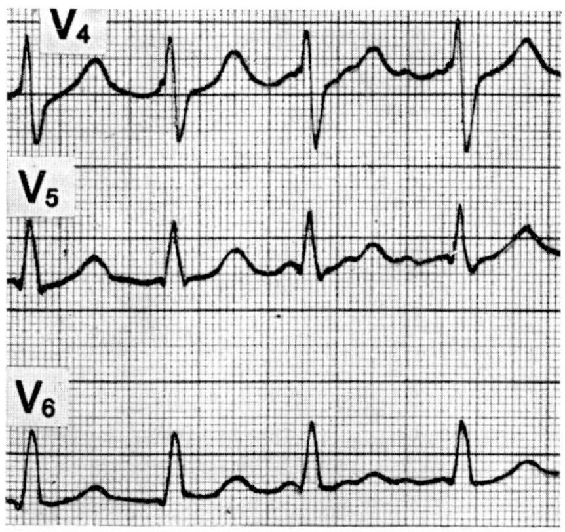

Abb. 41 Absolute Arrhythmie bei Vorhofflimmern bei einem Pat. mit einem kombinierten Mitralvitium. Oben Tachyarrhythmie mit einer Frequenz von 145/Min., unten Frequenzrückgang auf ca. 70/Min. nach einer Digitalismedikation.

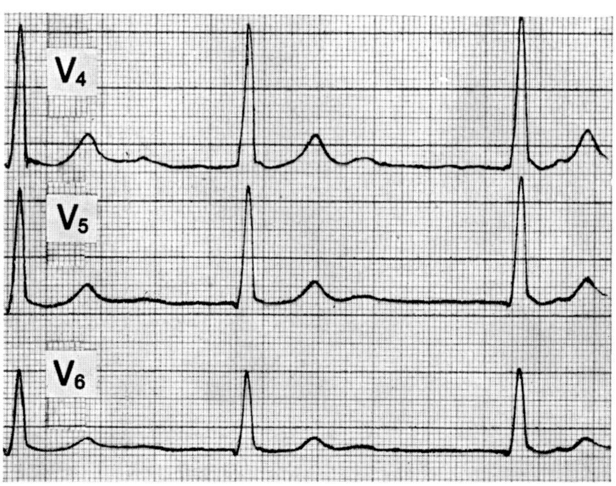

Kammerfrequenz unter der Glykosidmedikation ab (bei gleichzeitiger Steigerung der Kontraktionsfähigkeit positive Inotropie). So ist bei der absoluten Arrhythmie mit Vorhofflimmern die ausreichende Glykosidmedikation die Therapie der Wahl (Vollsättigung). Eine gleichzeitige Kaliumgabe verzögert ebenfalls die av-Überleitung bei gleichzeitiger Minderung der digitalisbedingten Neigung zu ektoper Reizbildung in den Kammern, genauer gesagt im Purkinje-System.
Das heißt, es besteht ein Synergismus zwischen Digitalis und Kalium auf die av-Überleitung und ein Antagonismus auf die extrasystolische ektope Reizbildung.
Abb. 41 zeigt das EKG eines 22jährigen Patienten mit einer regellosen absoluten Tachyarrhythmie bei Vorhofflimmern auf dem Boden eines kombinierten Mitralvitiums vor und nach der Digitalismedikation.
Bei ausreichender Digitalisierung kann häufig trotz der regellosen Vorhofarrhythmie ein weitgehend regelmäßiger Kammerrhythmus erzielt werden, der bei der Auskultation und Palpation an einen normalen Sinusrhythmus denken läßt.

Absolute Bradyarrhythmie bei Vorhofflimmern

Im höheren Alter ist nicht selten eine bradykarde Form einer absoluten Arrhythmie bei Vorhofflimmern zu beobachten auf dem Boden einer sogenannten Myodegeneratio cordis, genauer wohl degenerativer (fibrotischer) Veränderungen des spezifischen Systems, wie auch des Arbeitsmyokards. Die Gefahr besteht hier in einer zerebralen Minderdurchblutung mit evtl. Auftreten von *Adams-Stokes*'schen Anfällen.
Häufig besteht eine manifeste, fast immer aber eine latente Herzinsuffizienz, die eine Glykosidmedikation erfordert. Diese kann aber die Herzfrequenz, wie wir eben gesehen haben, evtl. noch stärker verlangsamen; deshalb ist die gleichzeitige Gabe von Sympathikomimetika oder die Schrittmacherimplantation indiziert.

Diagnose

Langsamer, regelloser, absolut arrhythmischer Puls mit zum Teil kurzen asystolischen Pausen. Der Blutdruck ist meist erniedrigt.

EKG

Vorhofflimmern mit absoluter Bradyarrhythmie mit z. T. langen Kammerausfällen von 2–3 Sekunden/Dauer (Abb. 42).

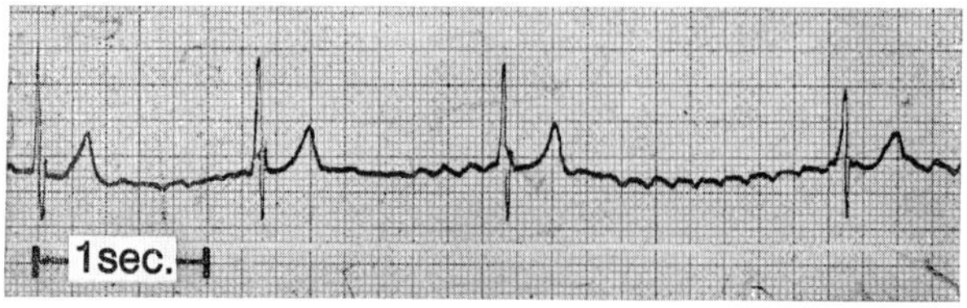

Abb. 42 Absolute Bradyarrhythmie (Frequenz 38/Min.) bei Vorhofflimmern bei einem Pat. mit einer degenerativen Herzerkrankunng. Der Papiervorschub beträgt hier 25 mm/Sek.

Die Abb. 42 zeigt ein telemetrisch mittels des Bandspeicherverfahrens registriertes EKG eines 63jährigen Patienten, der über kurze Absencen, die zum Teil auch nachts auftraten, klagte. Das wiederholt angefertigte Ruhe- und Belastungs-EKG zeigte nur eine absolute Arrhythmie bei Vorhofflimmern, jedoch mit einer Kammerfrequenz von ca. 70/Min. Das während mehrerer Stunden registrierte und auf einem tragbaren Bandgerät gespeicherte EKG zeigt jedoch immer wieder Phasen mit deutlichem Frequenzabfall auf unter 40/Min. Während dieser Phasen gab der Pat. regelmäßig leichte Schwindelerscheinungen und Sehstörungen an.

Therapie
Oxyfedrin (Ildamen®: 3–4mal 20 Tropfen sublingual oder 3–4 Zerbeißkapseln oder 1–2 Ampullen i.v.), Alupent® 2–4stündlich ½–1 Tablette sublingual.

Elektrotherapie
Häufig ist die Schrittmacherimplantation die sicherste und auf die Dauer erfolgversprechendste therapeutische Maßnahme, an die man rechtzeitig denken sollte. Manche zerebralen Ausfallerscheinungen könnten dadurch vermieden werden.

Differentialdiagnose
Differentialdiagnostisch sollte man bei allen älteren Patienten, deren Krankheitsbild auf flüchtige oder chronische zerebralsklerotisch bedingte Ausfallserscheinungen zurückgeführt werden kann, immer zuerst an solche bradykarden Herzrhythmusstörungen denken, auch wenn während der Sprechstunde bei wiederholten Kontrollen eine Herzfrequenz im Bereich der Norm festgestellt wird. Ehe mit einer entsprechenden fraglichen zerebral-durchblutungssteigernden Medikation begonnen wird, sollte immer erst eine kardiologische Diagnostik durchgeführt werden, wobei die telemetrische Langzeitüberwachung die Methode der Wahl ist.

Vorhofextrasystolen

Eine weitere Form der regellosen Vorhofarrhythmie wird durch Vorhofextrasystolen und/oder durch einen wandernden Schrittmacher bedingt.

Der wandernde Schrittmacher

Hierbei „wandert" der aktuelle Schrittmacher entweder im Sinusknoten selbst nach oben oder unten, oder vom Sinusknoten auf den Vorhof.
In Abb. 43 ist ein solcher wandernder Schrittmacher zu erkennen. Die Form der P-Zacke sowie die PQ-Zeit ändern sich zwischen den ersten und den letzten drei Herzaktionen nur unwesentlich, und doch ist das PP-Intervall von Herzaktion zu Herzaktion deutlich verschieden. Nach dem simultan mitregistrierten intraatrialen EKG geht nur die 4. Erregung von normaler Stelle im Sinusknoten aus, während der 3. und 5. Schlag von einem tiefer im Vorhof oder noch im unteren

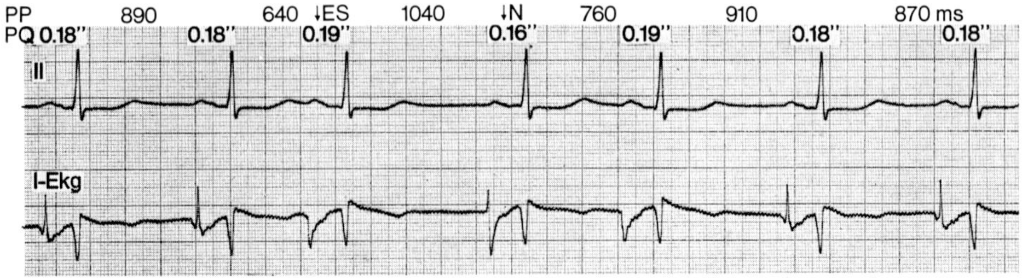

Abb. 43 Wandernder Schrittmacher: Obere Reihe Abl. II, untere Reihe intraatriales EKG. Die Zahlen der oberen Reihe bedeuten jeweils das PP-Intervall in msec, die darunterliegenden die PQ-Zeit in sec. ES = Extrasystole. N = normale Sinuserregung. Die P-Zacken haben alle annähernd die gleiche Form. Lediglich der 3. und 4. Schlag zeigt eine ganz geringe Formvariante. Auch die PQ-Zeit ist bis auf den 4. Schlag etwa gleich. Das PP-Intervall differiert jedoch von Schlag zu Schlag. Wie aus dem intrakardialen EKG ersichtlich, handelt es sich nur bei dem 4. Schlag um eine normale Sinuserregung, während der 3. und 5. Schlag von einem tieferen Zentrum, das allerdings noch im Sinusknoten gelegen sein kann, ausgehen muß.

Teil des Sinusknotens gelegenen Zentrum herrühren. Dieses Zentrum stört allerdings den Rhythmus aktiv, d. h. es feuert vorzeitig und führt so zu einer vorzeitigen Erregung des Herzens. Die etwas verlängerte PQ-Zeit dürfte durch eine noch bestehende leichte Ermüdung des av-Knotens bedingt sein.
In diesem Zusammenhang ist die Frage berechtigt, ob man noch von einem wandernden Schrittmacher oder schon von einer Vorhof- oder Sinusextrasystole sprechen soll. Eine unterschiedliche Bedeutung hinsichtlich ihrer klinischen Wertigkeit kommt dieser Unterscheidung aber sicherlich nicht zu. Man kann allerdings sagen, daß solch ein wandernder Schrittmacher auf ein geschädigtes Herz hinweist, während einzelne Extrasystolen, die mit einer postextrasystolischen Pause einhergehen, meist nur einen „Unfug des Herzens" darstellen. In typischer Weise verschwinden diese meist während körperlicher Belastung.

Diagnose
Bei genauer Pulskontrolle erkennt man eine leichte, aber regellose und atemunabhängige Arrhythmie.

EKG
Die P-Zacken sowie die PQ-Zeiten variieren nur unwesentlich im Gegensatz zu den PP-Intervallen.

Vorhofextrasystolen

Man muß hier zwischen vereinzelt auftretenden monotopen und in Salven auftretenden Vorhofextrasystolen unterscheiden.
Aktive Vorhofextrasystolen unterbrechen den regelmäßigen normalen Sinusrhythmus und werden von einer postextrasystolischen Pause gefolgt.

Diagnose

In einen regelrechten Sinusrhythmus werden immer wieder einzelne Extrasystolen mit folgender postextrasystolischer Pause eingestreut. Eine Unterscheidung zwischen Vorhof- und Kammerextrasystolen ist palpatorisch und auskultatorisch nicht möglich.

EKG (Abb. 44):

Vorzeitig einfallende, deformierte P-Zacken, die eindeutig von den normalen P-Zacken zu unterscheiden sind. Nach der Extrasystole folgt eine postextrasystolische Pause.

Therapie

Chinidin (z. B. Chinidin Duriles® 2–6 Dragées pro die) oder Ethaverin (Cardiostron® 2–3 × 1 Dragée tgl.) oder Kombinationspräparate (Rhythmochin®, Sedovegan®, Pulsnorma®).

Vorhofextrasystolen in Salvenform (Abb. 45)

In Salven auftretende monotope Vorhofextrasystolen, die den normalen Sinusrhythmus aktiv stören und unterbrechen, sind häufig kaliopenischen Ursprungs und digitalisbedingt. Sie sind nicht selten Vorboten einer gefährlichen paroxysmalen atrialen Tachykardie mit Block, auf die bei den digitalisbedingten Arrhythmien noch näher eingegangen wird.

Diagnose

Meist unter der Glykosidtherapie salvenartig in den normalen Sinusrhythmus einfallende Extrasystolen mit einer hohen Frequenz. Häufig ist eine gleichzeitige oder vorhergehende Saluretikamedikation, (z. B. bei Hypertonikern, Herzinsuffizienz mit Ödemen) oder ein Laxantienabusus zu eruieren, die beide bekannt-

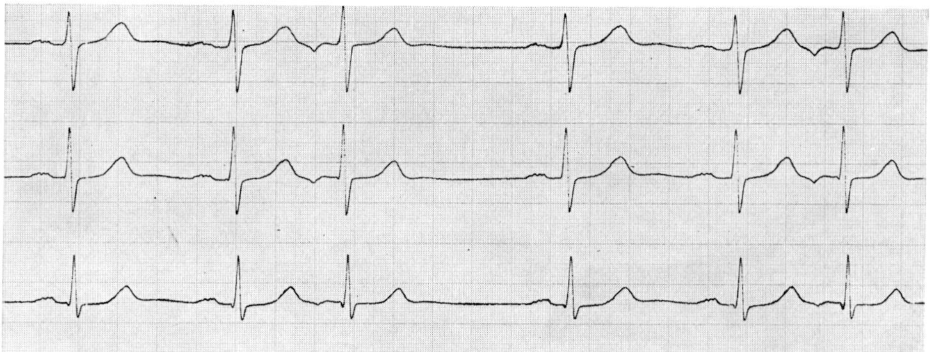

Abb. 44 Normaler Sinusrhythmus mit einzelnen monotopen Vorhofextrasystolen. Das EKG stammt von einer 54jährigen Pat. mit einem operativ verschlossenen Vorhofseptumdefekt. Man erkennt deutlich die frühzeitig einfallende Vorhofextrasystole (negative P-Zacke), die normal auf die Kammern übergeleitet wird. Gefolgt wird dieser Schlag jeweils von einer postextrosystolischen Pause.

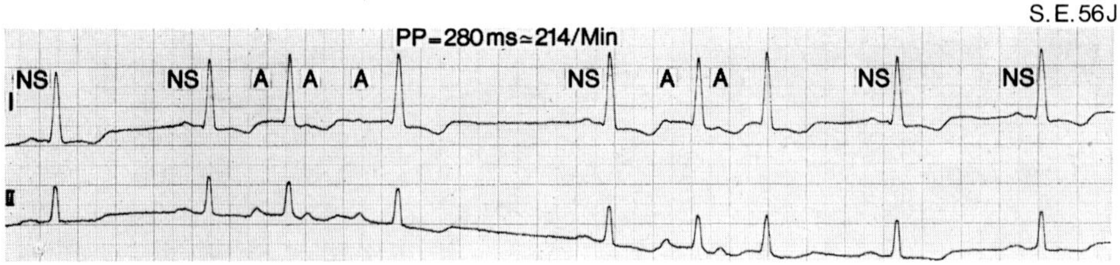

Abb. 45 Normaler Sinusrhythmus mit salvenartig eingesteuten monotopen Vorhofextrasystolen. Das EKG stammt von einer 58jährigen Pat. mit einer hämodynamisch wirksamen Aortenklappenstenose. Die in Salven auftretenden Vorhofextrasystolen (A) zeigen ein ganz regelmäßiges PP-Intervall von 280 msec. Diese Vorhoferregungen werden nur verzögert auf die Kammern übergeleitet bezw. die Erregung versiegt im av-Knoten, so daß erst die nächstfolgende wieder auf die Kammern gelangt.

lich unter anderem zu einer Kaliumverarmung führen. Manchmal können diese Vorhofextrasystolen so häufig einfallen, daß das Bild einer absoluten Arrhythmie palpatorisch und auskultatorisch vorgetäuscht wird. Die Prognose ist immer ernst. Aus diesem Grunde sollte, wenn unter der Digitalismedikation eine Tachykardie oder Tachyarrhythmie auftritt, die Digitalismedikation sofort abgebrochen und eine Kaliumsubstitution durchgeführt werden.

EKG

In Salven einfallende monotope Vorhofextrasystolen mit relativ verlängerter PQ-Zeit (av-Block 1. oder 2. Grades). Häufig vergesellschaftet mit dem Zeichen einer Hypokaliämie und/oder eines Digitaliseffektes (Abb. 45).

Therapie in der Praxis

Wie gesagt, ist der erste Schritt eine sofortige Einstellung der Digitalistherapie, zweitens eine Kaliumsubstitution und drittens die evtl. Gabe von Chinidin, Ajmalin oder deren Mischpräparaten oder auch Beta-Rezeptorenblockern.

Merke

Eine Verwechslung einer absoluten Arrhythmie bei Vorhofflimmern mit einer meist digitalisbedingten Arrhythmie auf dem Boden von salvenartigen Vorhofextrasystolen kann für den Patienten fatale Folgen haben: bei der absoluten Tachyarrhythmie bei Vorhofflimmern ist die intravenöse Digitalissättigungstherapie die therapeutische Methode der Wahl, während diese bei der Tachyarrhythmie auf dem Boden von salvenartig auftretenden Vorhofextrasystolen absolut kontraindiziert ist!

Regellose multifokale aktive Vorhofextrasystolen

Weitgehend regellos von verschiedenen Vorhofzentren ausgehende aktuelle Schrittmacherimpulse sind meist ein Zeichen einer schweren entzündlichen Myokardschädigung auf dem Boden einer floriden Myokarditis. Sie haben deshalb eine hohe differentialdiagnostische Aussagekraft. Ihre Ursache liegt in einer erhöhten entzündlichen Irritabilität des Vorhofes auf dem Boden lokaler myokarditischer Entzündungsherde.

Diagnose

Plötzlich auftretende, häufig wechselnde absolute Tachyarrhythmien, die mit einem niedrigen Blutdruck einhergehen. Meist bestehen Zeichen einer Entzündung mit einem schweren Krankheitsbild.

EKG

Abb. 46 zeigt das EKG eines 53jährigen Mannes, der an einer akuten Myokarditis erkrankt war. Man erkennt deutlich die regellos einfallenden Vorhoferregungen, die nur zum Teil und mit stark wechselnder Überleitungszeit auf die Kammern übergeleitet werden. Daneben sieht man die ebenfalls für eine Myokarditis typischen Veränderungen der Repolarisationsphase: präterminale Negativität von T, besonders linkspräkordial.
Einige Zeit später trat dann wiederum, wie auch in früheren EKG, ein normaler Sinusrhythmus mit einem P-sinistro cardiale auf.

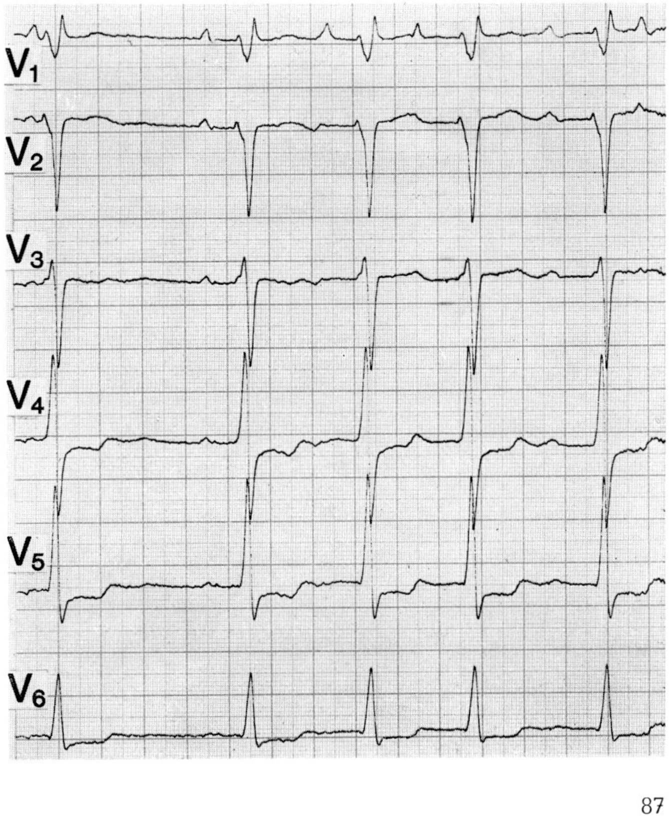

Abb. 46 Regellose polytope Vorhofextrasystolie mit wechselnder AV-Überleitung. Es handelt sich um das EKG eines 53jährigen Pat. mit einer akuten Myokarditis. Linkspräkordial sind deutliche Störungen der Repolarisation zu erkennen: präterminale Negativität von T bei deszendierender ST-Senkung.

Therapie

Die Therapie richtet sich nach der Grundkrankheit. An erster Stelle steht dabei strenge Bettruhe. Medikamentös ist eine hochdosierte Antibiotika-, entzündungshemmende und Steroidbehandlung angezeigt. Vorsicht bei der Chinidin- und Digitalismedikation! Da das Myokard rein entzündlich bereits „myoirritativ" geschädigt ist, kann es unter der Digitalismedikation leicht zu schweren ektopen Rhythmusstörungen kommen. Da gleichzeitig bei der Myokarditis eine „myodepressive" Schädigung mit Abnahme der Herzleistung vorliegt, kann durch Chinidin ebenfalls diese negative Seite verstärkt werden.

Aus all diesem geht hervor, daß bereits der Verdachtfall einer Myokarditis sofort in eine Klinik eingewiesen werden soll.

Glykosidbegünstigte Herzrhythmusstörungen

Unter den Herzrhythmusstörungen, die im Rahmen dieses Seminars abgehandelt werden, bedürfen die digitalisinduzierten, bzw. -begünstigten Arrhythmien als unerwünschte und gefährliche Nebenwirkungen *der Glykosidmedikation* einer besonderen Besprechung. Es ist eine altbekannte Tatsache, daß die Herzglykoside bei einer Überdosierung alle die Arrhythmieformen auslösen können, zu deren Beseitigung sie in anderen Fällen benutzt werden. Das bedeutet, daß eine der meistgebrauchten Medikamentengruppen, die Herzglykoside, sowohl ein Therapeutikum als auch eine Noxe für das Herz sein können. Rechtzeitig zu erkennen, wann unsere Glykosidmedikation eine Noxe für das Herz darstellt, das heißt die Zeichen der Digitalisüberdosierung rechtzeitig zu erkennen, ist daher besonders in der täglichen Praxis wichtig.

An dieser Stelle sei ein kurzer Blick auf die – allerdings stark vereinfacht und schematisiert dargestellten – **elektrophysiologischen** und **biochemischen Zusammenhänge** der glykosidbedingten Arrhythmien erlaubt.

Grundsätzlich spielen sich die *elektrischen* Vorgänge des Herzens, deren Summe wir im EKG erfassen können, an der Zellmembran ab, die *mechanisch-kontraktilen* Vorgänge im Zellinneren an den Myofibrillen.

Die im EKG erfaßbaren elektrischen Potentialänderungen beruhen auf transmembranen Ionenverschiebungen in erster Linie der Kalium- und Natrium-Kationen (Abb. 47).

Die Myokardfaser ist während der Ruhepause elektronegativ gegenüber dem Extrazellulärbereich aufgeladen. Die für die elektrischen Vorgänge wichtigen Kaliumionen befinden sich zu 97–98 % intrazellulär, während sich die Natriumionen im gleichen Verhältnis extrazellulär befinden. Die negativen Valenzen der Proteine, Phosphate und Chlor-Anionen überwiegen die positiven der Kaliumionen und bedingen so die negative Zelladung.

Dem transmembranen Kaliumverhältnis von 30 : 1 entspricht ein transmembranes Diffusionspotential von ca. 90 mVolt zwischen innen und außen. Die Natriumionen weisen vice versa ein gleich großes von außen nach innen, also ein entgegengerichtetes Diffusionspotential auf. Die zweiwertigen Magnesiumionen

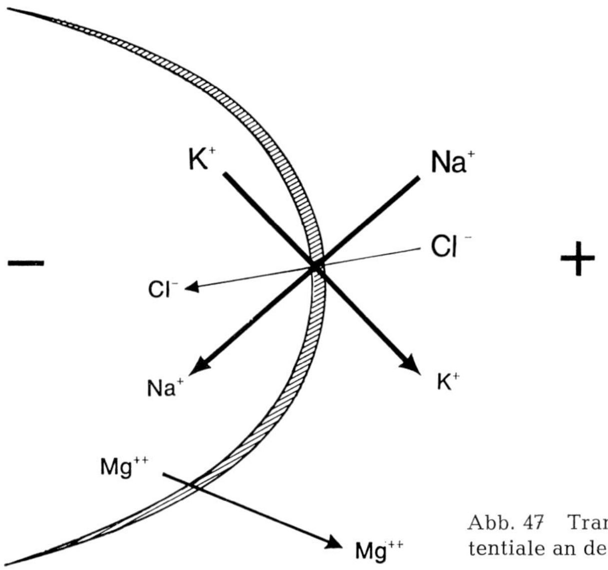

Abb. 47 Transmembrane Ionendiffusionspotentiale an der ruhenden Herzmuskelfaser.

sind, wie die Kaliumionen, im wesentlichen intrazellulär gelagert; ihr Diffusionsgefälle ist jedoch deutlich kleiner, ca. 8 : 1. Das während der Ruhepause (Diastole) bestehende Potential = *Ruhemembranpotential* RMP beträgt bei optimaler Aufladung der Kaliumbatterie ca. 90–95 mVolt. Durch einen von außen, d. h. normalerweise von der benachbarten Zelle kommenden Reiz, wird dieses RMP zum sog. *Reizschwellenpotential* = RSP hin abgebaut. Bei dessen Erreichen kommt es nun nach dem „Alles-oder-Nichts-Gesetz" zur automatischen Depolarisation der gesamten Herzmuskelfaser. Im automatisch tätigen Fasersystem = aktueller Schrittmacher wird das RMP durch einen weiterlaufenden geringen transmembranen Kalium- und Natriumfluß selbsttätig abgebaut = *diastolische Depolarisation* und führt dann nach Erreichen des Reizschwellenpotential ebenfalls zur Erregung der gesamten Faser. Diese kommt dadurch zustande, daß die Membran plötzlich für Natriumionen durchlässig wird, so daß diese explosionsartig entsprechend ihrem Diffusionsgefälle, also *passiv* in die Zelle einströmen. Diese plötzlich einströmenden positiven Valenzen bauen die negative Ladung der Zelle ab, die Zelle wird *depolarisiert* und sogar kurzzeitig positiv aufgeladen = sogenanntes Überschußpotential (Abb. 48). Je rascher nun dieser Natriumioneneinstrom pro Zeiteinheit stattfindet, desto höher ist die Erregungsleitungsgeschwindigkeit.

Direkt anschließend an die Depolarisation nimmt die Natriumdurchlässigkeit der Membran wieder ab, im Austausch mit einer zunehmenden entgegengerichteten Durchlässigkeit für Kaliumionen. Diese strömen entsprechend ihrem Diffusionsgefälle zunächst langsam, dann rascher aus der Zelle aus. Die Zelle wird wieder elektrisch *repolarisiert*.

Hierbei wird, allerdings häufig erst nach einem sog. Nachpotential, das Ruhemembranpotential wieder erreicht. Dieses *Nachpotential* (Abb. 48 IV) bzw. sogar eine gewisse *Stromumkehr* am Ende der Repolarisation ist die *Achillesferse* für die Entstehung von Extrasystolen und ektopen Tachyarrhythmien.
Biochemisch gesehen ist allerdings eine leichte Elektrolytverschiebung eingetreten: Kalium- und Magnesiumionen sind in der Zelle vermindert, statt dessen Natrium- und Wasserstoffionen intrazellulär vermehrt, da bei jeder Erregung etwa $^1/_{300}$ des Ionengehaltes transmembran wandert. In der folgenden Proto-Diastole müssen nun durch aktive energieverbrauchende Prozesse die Natrium- und Wasserstoffionen wieder aus der Zelle eliminiert und die Kaliumionen wieder in die Zelle zurückgebracht werden. Man spricht deshalb von aktiven restitutiven Natrium- und Kaliumionenpumpen. Diese *aktiven Ionenpumpen* werden durch die Herzglykoside negativ beeinflußt.
Entscheidend wichtig ist, daß von Beginn der Erregung, *Depolarisation,* bis kurz vor Ende der Erregungsrückbildung, *Repolarisation,* die Zelle absolut unerregbar auch gegenüber stärksten Reizen ist. Wir sprechen von der *absoluten Refraktärphase ARP* (Abb. 48). Daher ist eine möglichst lange Refraktärphase der beste

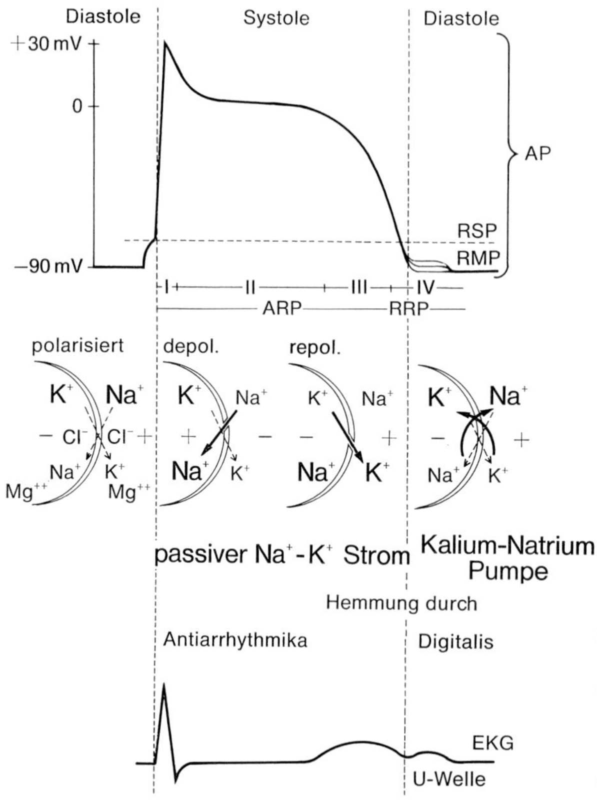

Abb. 48 Ablauf der transmembranen Potentiale, der transmembranen Ionenverschiebungen und des Elektrokardiogramms während eines normalen Herzzyklus. AP = Aktionspotential, RSP = Reizschwellenpotential, RMP = Ruhemembranpotential.

Schutz gegen alle Tachyarrhythmien. Während der relativen Refraktärphase – vom Ende der absoluten Refraktärphase bis zu Beginn der vollständigen Repolarisation, also während der Zeit der Nachpotentiale oder sogar Stromumkehr – besteht zum Teil sogar eine erhöhte Erregbarkeit, daher die Bezeichnung *vulnerable Phase.* Diese fällt, wie in Abb. 48 ersichtlich, etwa mit dem Ende der T-Zacke im EKG zusammen. Ein Reiz, der in diese Phase fällt, kann vorzeitig eine erneute Depolarisation bewirken und so eine Extrasystole auslösen.

Alle Vorgänge, die das Ruhemembranpotential und somit das Aktionspotential verkleinern und so die absolute Refraktärphase verkürzen, sind daher potentielle Arrhythmieerzeuger. Hierzu gehören u. a. jeder zelluläre Kaliummangel = Kardiokaliopenie, hervorgerufen durch eine Beeinträchtigung der aktiven Ionenpumpen, jede Hypoxie, jede passive Drucküberlastung und die Digitalisglykoside.

Die herzwirksamen Glykoside wirken nämlich hemmend auf die aktiven Ionenpumpen und verkürzen die absolute Refraktärphase. Die Irritabilität des Herzens wird so gesteigert.

Wirkung der Digitalisglykoside am Herzen

Zusammengefaßt zeigen die Digitalisglykoside neben einem erwünschten kontraktionssteigernden positiv inotropen Effekt an den Myofibrillen einen, ebenfalls bis zu einem gewissen Grade erwünschten, die Sinusfrequenz verlangsamenden – durch Verzögerung der diastolischen Depolarisation – und Erregungsleitungs-verzögernden Effekt; gleichzeitig steigern sie jedoch die Irritabilität oder Erregbarkeit des Myokards auf heterotope Reize und die Automatizität ektoper Zentren im Purkinjefasersystem.

Die kontraktionssteigernde Wirkung wird einer glykosidbedingten Steigerung des intrazellulären Gehaltes an ioniserten, austauschbaren Kalziumionen zugeschrieben. Diese Steigerung wieder hängt mit der Hemmung des aktiven transmembranen Natrium-Kaliumtransportes zusammen.

Die Senkung der Sinusfrequenz ist auch als sekundärer Vaguseffekt anzusehen, der übrigens auch die Übelkeit bzw. das „Digitaliserbrechen" verursacht.

Das Zusammentreffen von Erregungsleitungsverzögerung, Irritabilitäts- und Automatisationssteigerung im Purkinjesystem, Erregbarkeitssteigerung des Myokards auf heterotope Reize und eine gewisse Ungleichheit der Repolarisationsdauer (= absolute Refraktärphase) benachbarter Zellgruppen *(Kaufmann)* dürfte die Ursache für die digitalisbedingten oder besser „digitalisbegünstigten" Rhythmusstörungen des Herzens sein. Die Digitalis ist nur *ein* kausaler Faktor bei bestehenden anderen Schädigungen bzw. biochemischen Veränderungen, besonders Elektrolytstörungen des Herzens.

Fisch u. *Stone* fanden unter 926 Fällen einer digitalisbegünstigten Arrhythmie:

Bei 61 % eine ventrikuläre Arrhythmie, wobei die ventrikulären Extrasystolen und die Bigeminie weit an der Spitze standen, gefolgt von

38,3 % supraventrikulären Arrhythmien; an erster Stelle Vorhofflimmern.

Bei 34 % bestand eine av-Blockierung, wobei die *Wenckebachsche* Periode noch vor dem av-Block I. Grades rangierte (PQ-Verlängerung auf über 0,2 Sek., wobei jede Vorhoferregung auf die Kammern gelangt),

bei 14,9 % av-Rhythmen, besonders av-Tachykardien und bei

9,9 % eine av-Dissoziation.

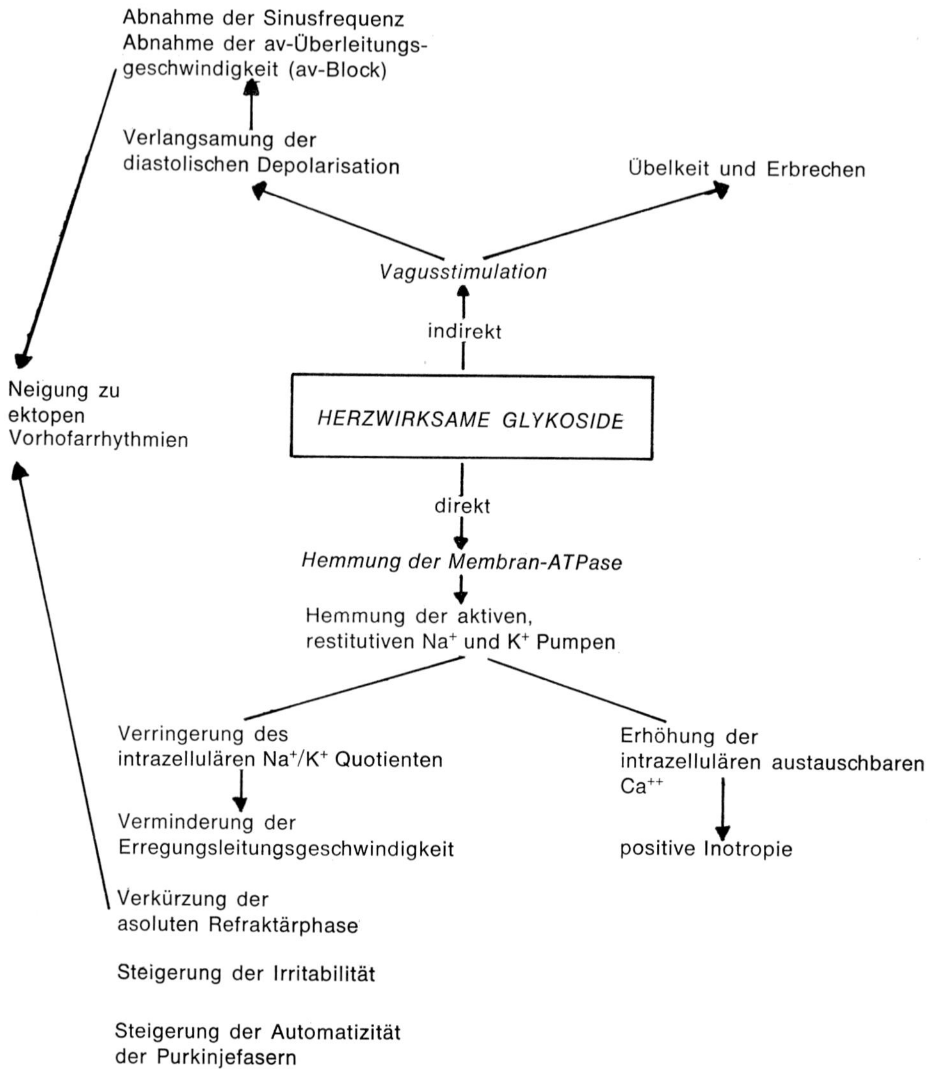

Tab. VII Wirkungsweise der herzwirksamen Glykoside

Extrasystolen

Ventrikuläre Extrasystolen stehen an der Spitze der digitalisbegünstigten Herzrhythmusstörungen. Hierbei sind die mit dem vorausgehenden QRS-Komplex festgekuppelten, meist monotopen, ventrikulären Extrasystolen am häufigsten anzutreffen, zum Teil jedoch als Bigeminie.

Ob es sich hierbei elektrophysiologisch um Nachpotentiale oder eine Stromumkehr am Ende der Repolarisationsphase handelt, die zu einer Extrasystole führen, oder ob sie verursacht sind durch eine unterschiedliche Länge der Repolarisation = absolute Refraktärphase benachbarter Zellen, spielt für die Praxis kaum eine wesentliche Rolle. In letzterem Fall wären einige Zellgruppen mit einer sehr kurzen absoluten Refraktärphase schon wieder erregbar, wenn andere mit einer relativ längeren noch im Erregungsstadium sind. Die Erregung kann dann wieder, d. h. frühzeitig, eine erneute Depolarisation in dem kleinen Bezirk mit der verkürzten ARP auslösen; und diese Depolarisation hinwiederum kann von diesem kleinen ektopen Fokus ausgehend als ektope frühzeitige Erregung das gesamte Myokard erfassen = Extrasystole.

Für die Praxis ist die *therapeutische* Konsequenz aus diesen elektrophysiologischen Zusammenhängen von wesentlicher Bedeutung:

1. Die absolute Refraktärzeit muß verlängert werden; dies tun die Antiarrhythmika (Chinidin, Ajmalin, Scandicain u. a.), die die passiven transmembranen Ionenverschiebungen verlangsamen und so die Erregungsleitung verzögern (im extremen Fall Verbreiterung von QRS) und die absolute Refraktärphase verlängern.
2. Es muß versucht werden, die intrazelluläre Kaliumkonzentration zu erhöhen.

Deshalb möge nochmals der Hinweis erlaubt sein, daß insbesondere eine Kaliumverarmung die therapeutische Breite der Glykoside deutlich einschränkt; die digitalisbegünstigte Arrhythmieneigung wird deutlich gesteigert. Daran sollte bei der Glykosidmedikation immer gedacht werden, da nicht selten eine bewußte oder unbewußte Kaliumverarmung einer Glykosidmedikation voraus- oder parallel läuft – zum Teil iatrogen bedingt durch Saluretika- oder Laxantiengabe. Denn alle Diuretika, außer den Aldosteronhemmern, z. B. Spirolaktone (Aldac-

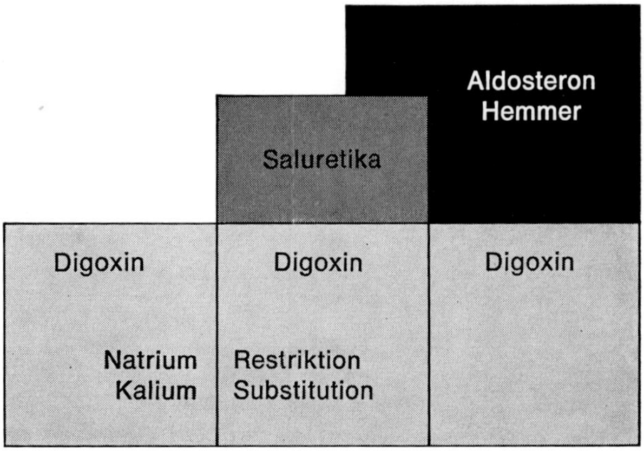

Abb. 49 Zeitliche Reihenfolge der Therapie der Herzinsuffizienz. An 1. Stelle steht die Glykosidmedikation bei Natriumretention und evtl. Kaliumsubstitution; erst an 2. Stelle steht die evtl. zusätzliche Gabe von Saluretika bei gleichzeitiger Kaliumsubstitution und/oder die Gabe von Glykosiden + Spirolaktone ohne Kaliumsubstitution.

tone®), führen neben der erwünschten Wasser- und Natriumdiurese auch zu einer Kaliurese.

Darauf beruht auch die Forderung, daß bei der *Therapie der Herzinsuffizienz* die richtige Reihenfolge eingehalten werden muß (Abb. 49), um die glykosidbegünstigten Arrhythmien zu vermeiden, ohne jedoch die positive Wirkung der Glykoside entbehren zu müssen.

An erster Stelle steht die Glykosidgabe mit Natriumrestriktion und Kaliumsubstitution und nicht etwa eine Diuretikamedikation. Falls zuvor schon auf Grund von Laxantien und/oder Saluretikaeinnahme eine Kaliumverarmung zu erwarten ist, sollte zunächst Kalium zugeführt werden, gefolgt von einer langsamen Glykosidsättigungstherapie.

Merke

Beim Kaliummangel können bereits übliche therapeutische Dosen toxische Dosen sein!

Dies darf aber nicht zu einer insuffizienten = unterdosierten Glykosidmedikation auffordern, sondern zu einer *raschen* Kaliumsubstitution und *ausreichenden* Glykosidmedikation. In den allermeisten Fällen führt bereits eine ausreichende Glykosidmedikation über die Steigerung der Herzleistung zu einer besseren Organdurchblutung und so zu einer Zunahme der Diurese und Ausschwemmung der Ödeme.

Abb. 50 zeigt das typische Elektrokardiogramm einer Kardiokaliopenie mit

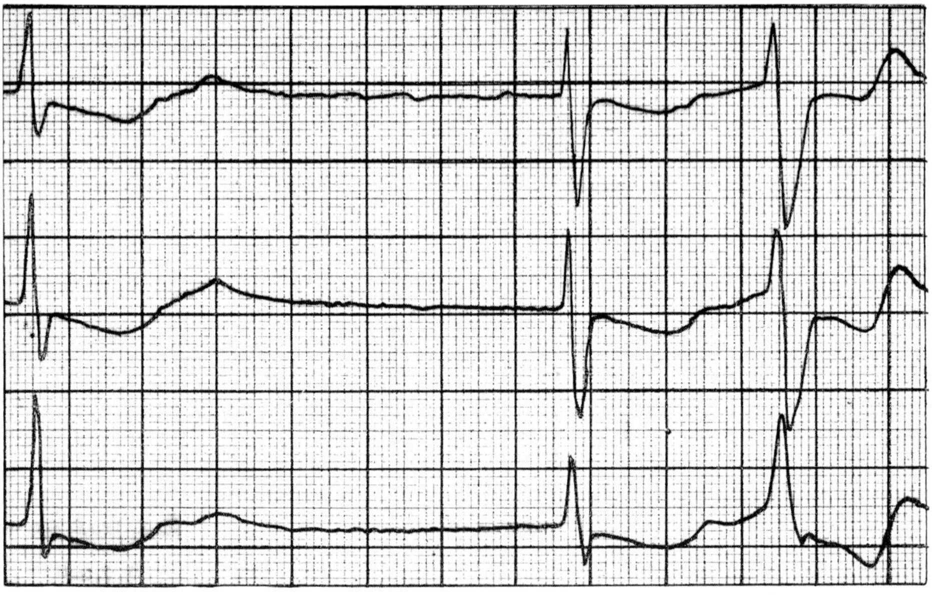

Abb. 50 EKG bei einer Kardio-Kaliopenie mit Digitaliseffekt und vereinzelten festgekuppelten ventrikulären Extrasystolen.

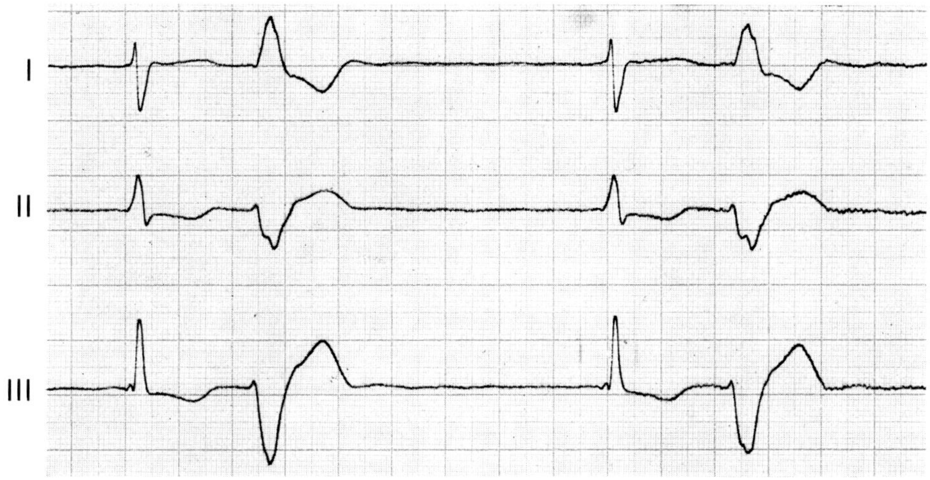

Abb. 51 Kardiokalopenisch-digitalisbegünstigte Bigeminie.

gleichzeitigem Glykosideffekt („Glykosidimprägnation der ST-Strecke" im Sinne einer konvexförmigen ST-Senkung bei kurzer QT-Dauer = Digitalismulde gefolgt von einer T-U-Kombinationswelle, in die im 2. Schlag die Extrasystole hineinfällt).

Therapie
Kaliumsubstitution ohne Digitalisverminderung.

In Abb. 51 ist eine **Bigeminie** als digitalisbegünstigte Arrhythmie zu erkennen.
Hier ist die Glykosidmedikation zunächst zu reduzieren und die Kardiokaliopenie zu beseitigen.
Das EKG in Abb. 52 ist bereits als ernstes Zeichen einer Digitalistoxikation zu werten. Auf den Normalschlag mit der typischen Digitalismulde folgt regel-

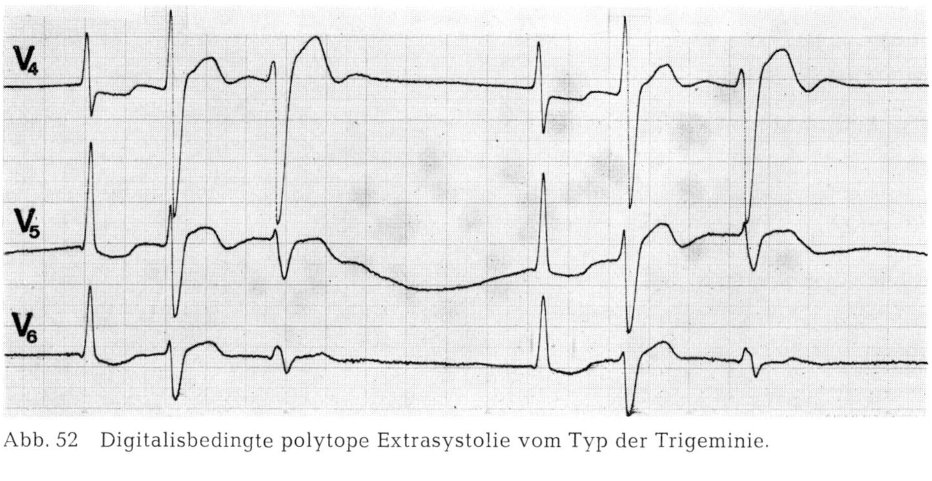

Abb. 52 Digitalisbedingte polytope Extrasystolie vom Typ der Trigeminie.

mäßig eine Extrasystole, auf die sich aber wieder eine weitere anders geformte Extrasystole aufpfropft, ehe nach einer langen Diastolendauer der nächste Normalschlag erscheint. Diese polytope Trigeminie kann leicht in eine gefährliche digitalisbegünstigte Kammertachykardie übergehen.

Therapie
Sofortige Unterbrechung der Glykosidmedikation; Kaliumsubstitution und Antiarrhythmika-Medikation, z. B. *peroral* Chinidin-Duriles® 3–4mal 2 Drag. pro die, Ajmalin (Neogilurytmal® 3 x 1 Tab. pro die), Diphenylhydantonin: Phenhydan®, Epanutin® 3 x 1–2 Drag. pro die; oder besser die *intravenöse* Gabe von Xylocain®: 100 mg langsam intravenös (diese Dosis kann nach 5–10 Min. ggf. wiederholt werden; die Wirkungsdauer beträgt nur 15–20 Min.) gefolgt von 500–1000 mg per infusionem pro 4–6 Std.
Im extremen Fall kann eine solche glykosidbegünstigte Extrasystolie in ein Kammerflimmern übergehen und somit unbehandelt zum akuten Herztod führen. Hier besteht in der Praxis die Sofortmaßnahme, neben einigen kräftigen Schlägen auf die Herzgegend, als Ultima ratio – nach eigenen Erfahrungen – in einer intrakardialen Injektion von 10–20 ml Kalium-Magnesium-Aspartat (Tromcardin®); auch ein Versuch mit Xylocain®, Gilurytmal® oder einem anderen Antiarrhythmikum kann in dieser kritischen Situation unternommen werden.*

Glykosidbegünstigte Verlängerung der Überleitungszeit

Als weitere glykosidbegünstigte Arrhythmie ist eine Verzögerung bis Blockierung der atrioventrikulären sowie der sinuaurikulären Überleitung zu nennen, d. h. die verschiedenen Formen des av-Blockes sowie des sinuaurikulären Blockes. Nach unserer Erfahrung weist dabei das Auftreten eines av-Blockes ohne ventrikuläre Extrasystolie auf ein relativ gutes Myokard hin. Anders ausgedrückt, es kommt, je mehr das Myokard organisch oder funktionell vorgeschädigt ist, um so eher zu ventrikulären Extrasystolen, so daß diese – myoirritativ – bereits bei einer Dosierung auftreten, die noch nicht zu einer Veränderung der av-Überleitung führt.

Die Wenckebachsche Periodik

In Abb. 53 ist eine digitalisbegünstigte wechselnde av-Blockierung im Sinne einer Wenckebachschen Periodik zu erkennen. Hierbei kommt es zu einer zunehmenden Ermüdung des av-Knotens, so daß der erste Impuls, der vom Sinusknoten über den Vorhof auf den av-Knoten trifft, diesen mit einer normalen oder verzögerten Überleitungszeit durchdringen kann und zur Erregung der Kammern führt. Der folgende Impuls trifft dann auf einen von der vorhergehenden Er-

* Die angegebenen Therapievorschläge erheben nicht den Anspruch auf Vollständigkeit. Sie stellen eine gewisse subjektive Auswahl, auf eigenen Erfahrungen beruhend, dar.

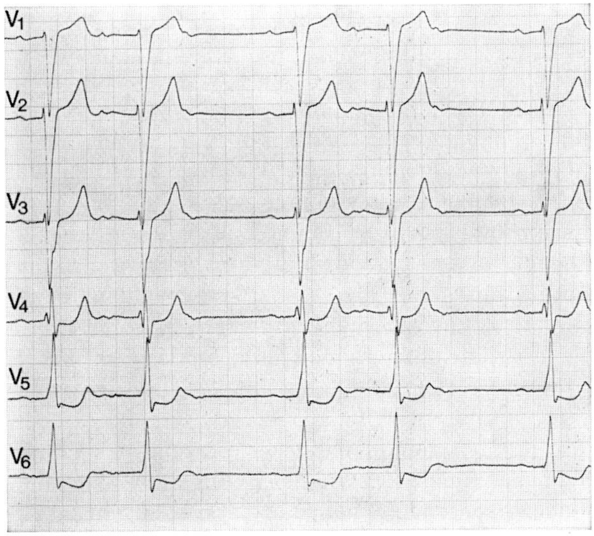

Abb. 53 EKG-Ableitung in V_1 bis V_6 bei Wenckebachscher Periodik. Jede 3. Vorhoferregung „versiegt" im AV-Knoten. Deutliche Digitalismulde, besonders in V_5 und V_6.

regung – digitalisbegünstigt – ermüdeten av-Knoten und benötigt daher eine deutlich längere Zeit, diesen zu durchdringen und auf die Kammern zu gelangen. Die av-Überleitungszeit wird verlängert, so daß der folgende, zur rechten Zeit vom Sinusknoten kommende Impuls auf den noch stark ermüdeten av-Knoten trifft, daß er diesen nicht mehr durchdringen kann. Die Erregung „erlischt" im av-Knoten. Der Vorhoferregung folgt keine Kammererregung.

Klinische Diagnose

Auskultatorisch und palpatorisch feststellbarer Dreier- oder Viererrhythmus, bedingt durch den rhythmisch auftretenden Ausfall jeder 3. oder 4. Kammererregung.

EKG

Die Wenckebachsche Periodik ist im EKG gekennzeichnet durch eine von Schlag zu Schlag zunehmende av-Überleitungszeit (PQ-Zeit) bis beim 3. oder 4. Schlag eine vollständige Blockierung besteht; die P-Zacke, die zum Teil noch in die T-Zacke fallen kann, wird nicht von einem QRS-Komplex gefolgt, während die folgende Vorhoferregung nach einer normalen oder wenig verlängerten PQ-Zeit auf die Kammern gelangt. Die ST-Strecke zeigt meist eine entsprechende Glykosidimprägnierung = konkave Digitalismulde.

Therapie

Therapeutisch ist eine Beschleunigung der av-Überleitung anzustreben, z. B. mit dem leicht sympathikomimetisch wirkenden Oxyfedrin (Ildamen® perlingual oder i.v.) oder mit Orciprenalin (Alupent® perlingual). Ein Absetzen der Glykosidmedikation ist meist nicht erforderlich, lediglich eine Verringerung der Dosis.

Der sinu-aurikuläre Block

Eine digitalisbegünstigte Verlängerung oder Blockierung der Überleitungszeit kann, wenn auch seltener, zwischen dem Sinusknoten und dem Vorhof entstehen. Wir sprechen dann von einem sinu-aurikulären Block, wobei allerdings mit konventionellen elektrokardiographischen Untersuchungsmethoden nicht zu unterscheiden ist, ob eine automatische Erregung des Sinusknotens überhaupt stattgefunden hat, der Sinusknoten „feuert", und die Erregung nur nicht auf den Vorhof übergeht, oder ob die Sinusfrequenz so gering ist, daß im Bereich des av-Knotens bzw. des His'schen Bündels ein potentielles sekundäres Zentrum zum aktuellen Schrittmacher werden kann, der dann evtl. retrograd auch den Vorhof mit erregt (Abb. 54), oder aber, ob der Sinusknoten völlig inaktiv ist, ein Sinusstillstand vorliegt.
Wie bereits auf S. 78 ausgeführt, umgibt den Sinusknoten ein dem av-Knoten insoweit funktionell ähnliches Gewebe, als dieses eine deutlich langsamere Erregungsleitungsgeschwindigkeit als die Umgebung aufweist. Somit kann der leitungsverzögernde Effekt der Glykoside natürlich auch eine Verzögerung bis zur Blockierung der sinuaurikulären Leitung, analog der atrioventrikulären, bewirken. Da jedoch die automatischen Sinusknoten-Erregungen mittels des konventionellen Elektrokardiogramms nicht erfaßt werden können, ist nur eine Blokkierung, nicht schon eine Verzögerung der sinuaurikulären Überleitung zu erfassen.

Diagnose

a) *sa-Block 2. Grades*
Unter der Digitalismedikation regelmäßig oder meist unregelmäßig einsetzende Pausen oder „Ausfälle", die an eine postextrasystolische Pause erinnern lassen.

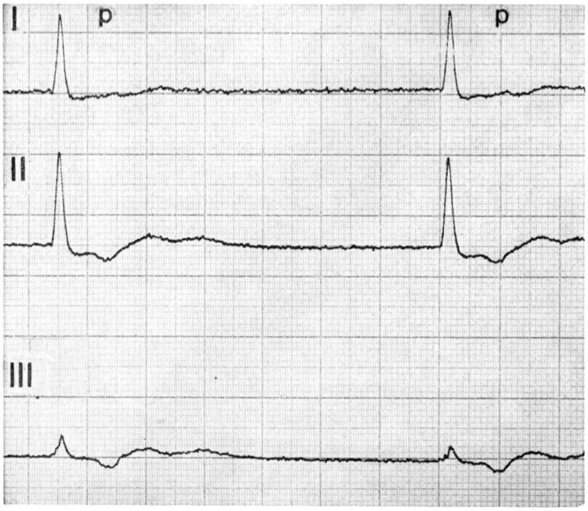

Abb. 54 Unter der Glykosidmedikation aufgetretener sinuaurikulärer Block mit av- bzw. His-Bündel-Ersatzrhythmus mit retrograder Vorhoferregung (negative P-Zacke in der ST-Strecke).

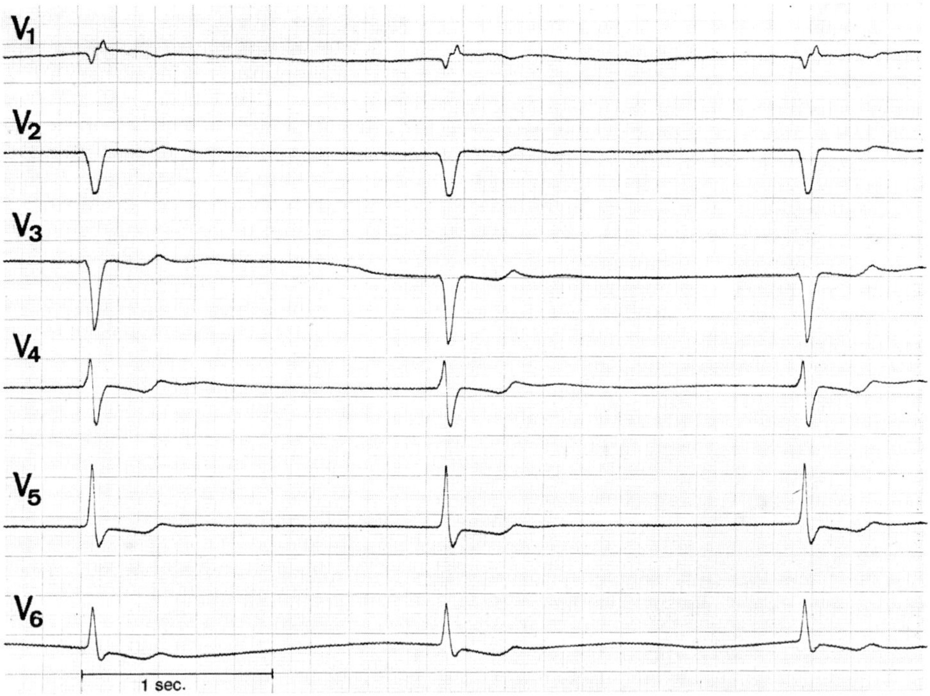

Abb. 55 Unter der Glykosidmedikation aufgetretener sinuaurikulärer Block mit sehr langsamem av- bzw. His-Bündel-Ersatzrhythmus – Frequenz 33/Min. – ohne retrograde Vorhoferregung, ST-Digitalismulde.

Die Grundfrequenz ist oft – aber nicht immer – eher bradykard. Bei einer mit einer gewissen Regelmäßigkeit einhergehenden sa-Blockierung, analog am av-Knoten der Wenckebachschen Periodik, scheint es sich jedenfalls um eine zunehmende Ermüdung zu handeln, so daß jede 3. oder 4. Sinuserregung nicht auf den Vorhof übergeleitet wird. Die lediglich verzögerte sa-Überleitung ist nicht zu erfassen. Der auskultatorische und palpatorische Befund läßt an einen Bi- oder Trigeminus denken (s. Abb. 39).

EKG

Bei einem normalen Sinusrhythmus fällt regelmäßig oder auch unregelmäßig eine P-Zacke aus und das PP-Intervall beträgt während dieser Phase etwa das Doppelte oder Mehrfache des normalen PP-Abstandes vor und nach diesem Ausfall. Da einerseits die respiratorische Arrhythmie bereits mit einer gewissen Veränderung des PP-Abstandes einhergeht, andererseits aber die zum sa-Block führenden Ermüdungserscheinungen eine von Schlag zu Schlag zunehmende Verlängerung der sa-Überleitungszeit erwarten lassen, ist das PP-Intervall meist nicht das genau Doppelte oder Mehrfache, sondern etwas kürzer, weil sich in der Zwischenzeit das ermüdete Gewebe wieder besser erholt hat.

b) *Totaler sinu-aurikulärer Block*

Unter der Digitalismedikation deutliche Abnahme der Herzfrequenz unter 60, oft unter 50/Min.

EKG

av- bzw. His-Bündel-Ersatzrhythmus mit (Abb. 54) oder ohne (Abb. 55) retrograde Vorhoferregung.

Echophänomen

Eine seltener zu beobachtende glykosidbegünstigte Arrhythmie stellt ein passiver av- bzw. His-Bündel-Ersatzrhythmus mit einem Kammerechophänomen dar. Hier kommt ebenfalls wieder der vagusstimulierende und erregungsleitungsverzögernde Glykosideffekt zur Wirkung: Der Sinusknoten wird weitgehend blokkiert (direkt oder indirekt im Sinne eines sinu-aurikulären Blockes); ein tieferer Ersatzrhythmus übernimmt die Tätigkeit (Abb. 56). Von Zeit zu Zeit aber schlüpft von diesem aktuellen Schrittmacher eine Erregung nicht nur auf die Kammern, sondern auch retrograd auf den Vorhof, so daß der Kammergruppe eine retrograde Vorhoferregung folgt (negative P-Zacke). Da diese Vorhoferregung aber nach einer normalen oder leicht verzögerten orthograden av-Überleitungszeit eine erneute Kammererregung folgt, muß angenommen werden, daß die rückläufige Erregung an der Vorhof-Kammer- bzw. av-Grenze wieder umkehren kann zu einer erneuten Erregung der Kammern. In typischer Weise besteht daher eine feste Relation zwischen der RP (retrograden Vorhoferregung) und der PR (orthograde Kammererregung) Zeit: je kürzer die eine, um so länger wird die andere.

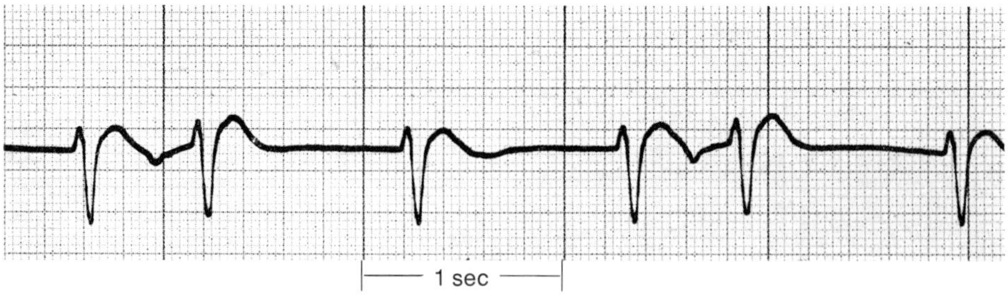

Abb. 56 Kammerecho-Phänomen

Diagnose

Unter einer Glykosidmedikation (wie auch unter anderer Vaguseinwirkung) tritt ein langsamer Ersatzrhythmus auf, der von einzelnen „Extrasystolen" unterbrochen wird.

EKG

His-Bündel bzw. av-Ersatzrhythmus mit eingestreuten retrograden Vorhoferregungen (negative P-Zacke), gefolgt – nach einer normalen oder mäßig verlängerten av-Zeit – von einer orthograden Kammererregung (s. Abb. 56).

Therapie

Glykosid-Dosisreduktion; Oxyfedrin oder Orceprenalinmedikation wie oben.

Supraventrikuläre und av-Tachykardien mit Block

Wie auf S. 92 erwähnt, stehen die supraventrikulären und av- bzw. Bündeltachykardien mit über 50 % an zweiter Stelle der glykosidbegünstigten Arrhythmieformen. Wie schon betont, bedürfen diese digitalisbegünstigten supraventrikulären Tachykardien mit av- oder i.v.-Blockierung einer besonderen Besprechung, da diese, bei Verkennung und weiterer Glykosidgabe, in 70 % letal enden!
Daher merke: Bei jeder Tachyarrhythmie, die unter der Glykosidmedikation einsetzt, ist jede weitere Glykosidmedikation kontraindiziert, d. h. Digitalis sofort absetzen und Kalium i.v. zuführen, bis eine weitere EKG-Klärung möglich ist.

Paroxysmale atriale Tachykardie – PAT – mit Block

Die charakteristische Vorhoffrequenz liegt im Mittel bei 180/Min. (160–220/Min.). Es besteht meist eine wechselnde av-Blockierung, so daß häufig immer wieder während der Tachykardie eine kurze Pause (Ausfall einer Kammererregung) festzustellen ist (Abb. 57).

Diagnose

Unter der Digitalismedikation einsetzende Tachyarrhythmie entweder bei sehr hoher Frequenz mit vereinzelten Pausen oder bei etwas geringerer Frequenz mit zwischenzeitlicher plötzlicher Frequenzzunahme (2 : 1 Blockierung geht in 1 : 1 Deblockierung über).

EKG

Vorhoftachykardie meist mit 2 : 1 Blockierung zum Teil vereinzelt mit 1 : 1 Deblockierung. Häufig verbunden mit einer aberierenden Erregungsausbreitung in den Kammern, meist im Sinne eines Rechtsschenkelblockes, zum Teil auch mit alternierendem Schenkelblockbild.

Abb. 57 zeigt eindringlich eine solche glykosidbegünstigte paroxysmale atriale Tachykardie mit Block: Die ST-Strecke ist deutlich im Sinne einer Glykosidimprägnation muldenförmig gesenkt (besonders in V_5 und V_6 erkennbar). Auf einen ersten Normalschlag pflanzt sich am Ende der Repolarisationsphase = Ende der absoluten Refraktärphase eine ventrikuläre Extrasystole auf, gefolgt von einer langen Diastole. Der 2. Normalschlag jedoch wird gefolgt von einer

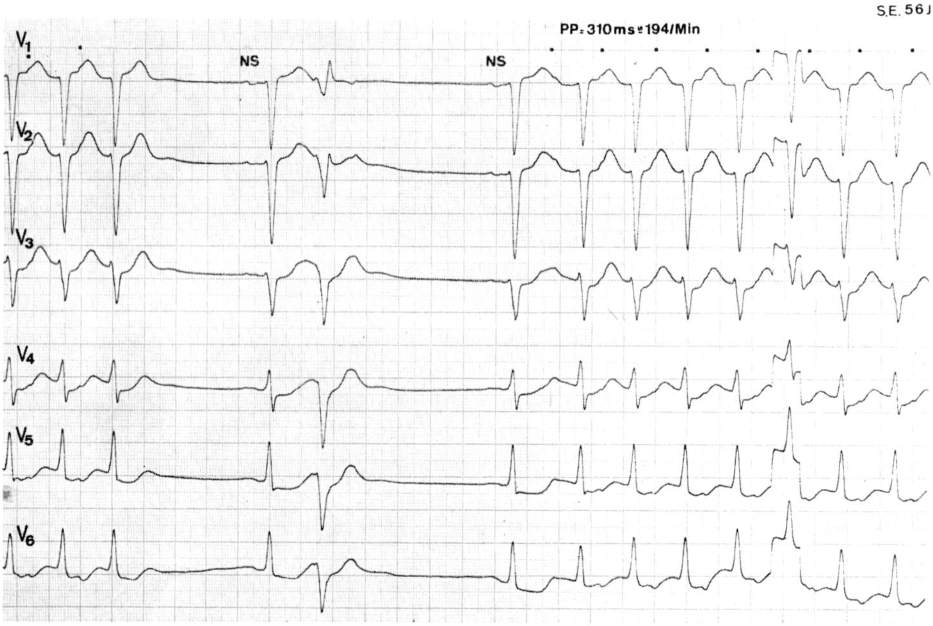

Abb. 57 Digitalsbegünstigte paroxysmale atriale Tachykardie mit Block: EKG einer 56jährigen Pat. mit einer Aortenstenose, die unter der Medikation von Glykosen und Saluretika plötzlich bedrohliche paroxysmale Tachykardien bekam.

frühzeitigen Vorhoferregung = Vorhofextrasystole, die den Beginn einer heterotopen Vorhoftachykardie mit einer 1 : 1 av-Überleitung darstellt.

Abb. 58 a zeigt ebenfalls das EKG einer glykosidbegünstigten PAT mit Block mit einer 1 : 1 Überleitung (deblockierte Vorhoftachykardie) mit verlängerter av-Überleitungszeit, wobei der av-Knoten offenbar ermüdet; die PQ-Zeit wird von Schlag zu Schlag länger, bis beim vorletzten Schlag eine Vorhoferregung im av-Knoten versiegt und nicht mehr auf die Kammern übergeleitet wird; es resultiert klinisch eine kurze Pause auf Grund des verlängerten RR-Intervalls (Abb. 58 b u. c).

Nach intravenöser Kaliumzufuhr (2 Ampullen Tromcardin® gefolgt von sechs Ampullen Tromcardin® in 500 cm^3 10%iger Glukose und 8 E Altinsulin) kommt es zunächst zu einer 2 : 1 av-Blockierung, so daß die Kammerfrequenz nun fast um die Hälfte auf einen normalen Wert reduziert wird (Abb. 58 b).

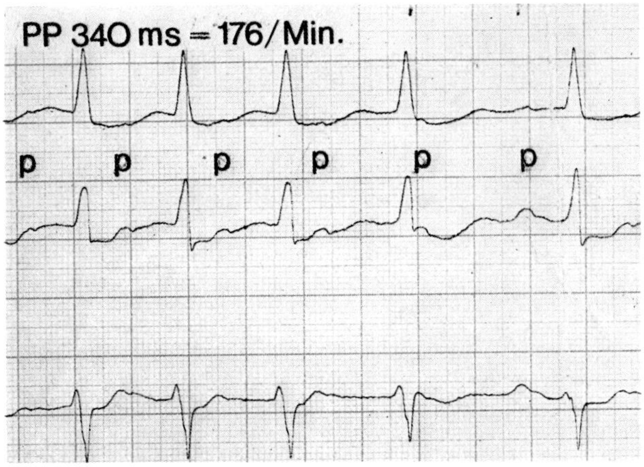

Abb. 58 a

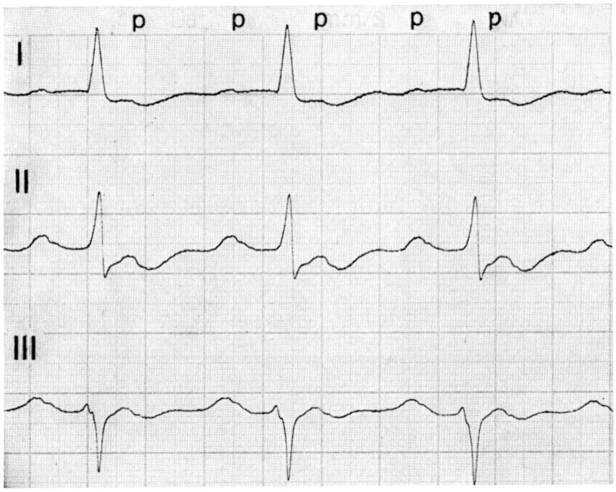

Abb. 58 b

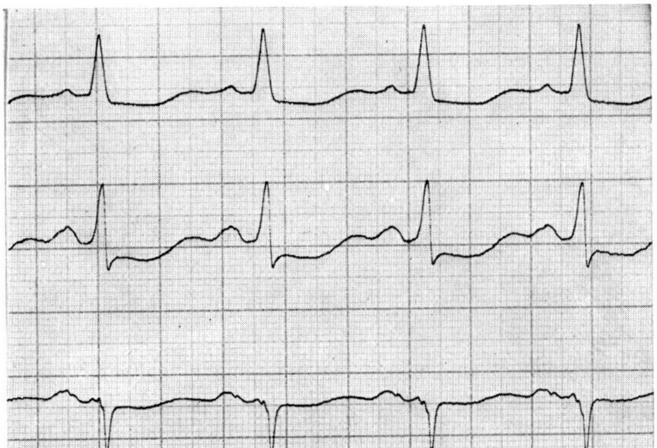

Abb. 58 c

Abb. 58 a Digitalsbegünstigte paroxysmale atriale Tachykardie mit Block nach Saluretika und Glykosidmedikation. Die PR-Zeit wird von Schlag zu Schlag länger, bis im vorletzten Schlag die Vorhoferregung im av-Knoten versiegt. Zeichen der zunehmenden Ermüdung des av-Knotens.

Abb. 58 b Nach Kaliumzufuhr höhergradige Blockierung mit 2 : 1-av-Überleitung.

Abb. 58 c Übergang in normalen Sinusrhythmus.

Nach ca. 12 Stunden kann dann ein normaler Sinusrhythmus wiederhergestellt werden (Abb. 58 c).

Wie erwähnt, sind die digitalisbegünstigten supraventrikulären und av- bzw. His-Bündel-Rhythmen nicht selten durch intraventrikuläre Leitungsstörungen, meist Rechtsschenkelblock (Abb. 59), zum Teil auch alternierendes Schenkelblockbild, kompliziert. Eine Differenzierung gegenüber einer Kammertachykardie ist dann häufig kaum zu treffen (Abb. 59 a). Klinisch geht jedoch die Kammertachykardie immer mit einem sehr schweren Krankheitsbild einher, während eine supraventrikuläre oder av-Tachykardie meist über einige Zeit auffallend gut vertragen wird. Es besteht dabei häufig eine Diskrepanz zwischen dem „schweren" elektrokardiographischen Befund und dem relativ zufriedenstellenden Allgemeinbefinden.

Die wenigen Beispiele mögen hinweisen auf die Vielfalt der möglichen Rhythmusstörungen des Herzens, die durch unsere Glykosidmedikation erzeugt oder zumindest begünstigt werden.

Die Beobachtung, daß in suizidaler Absicht eingenommenes Digitalis selbst in höchsten Dosen selten Extrasystolen und fast nie lebensbedrohliche Situationen hervorruft, weist auf die Bedeutung des Zustandes des Myokards, insbesondere seines Elektrolythaushaltes und seiner aktuellen O_2-Versorgung zum Zeitpunkt der Glykosidmedikation hin. Eine sogenannte therapeutische Dosis, ja selbst „Unterdosis" kann bei einem vorgeschädigten Myokard eines Herzkranken mit einer Kaliumverarmung = Kardiokaliopenie oder bei einer Myokarditis bereits eine toxische Dosis bedeuten und Arrhythmien hervorrufen. Deshalb sollte bei jeder Glykosidmedikation auf einen ausgeglichenen Kaliumhaushalt geachtet werden, d. h. erst Digitalis evtl. + Kaliummedikation und erst an 2. oder 3. Stelle eine Saluretikagabe.

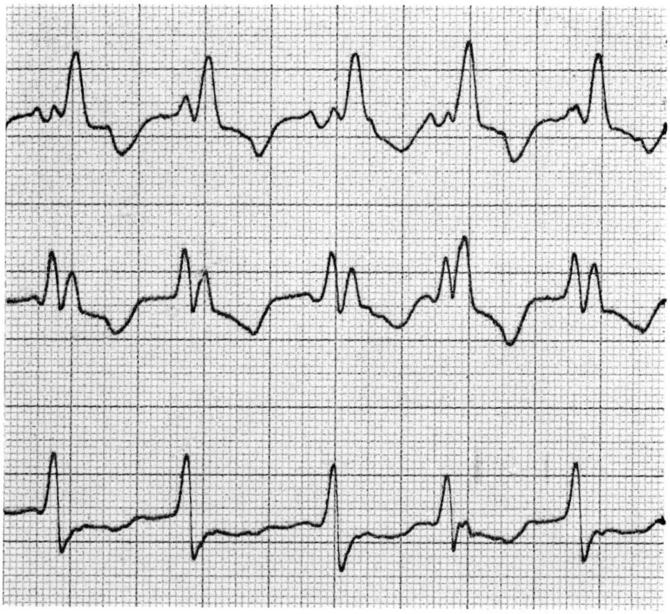

Abb. 59 a

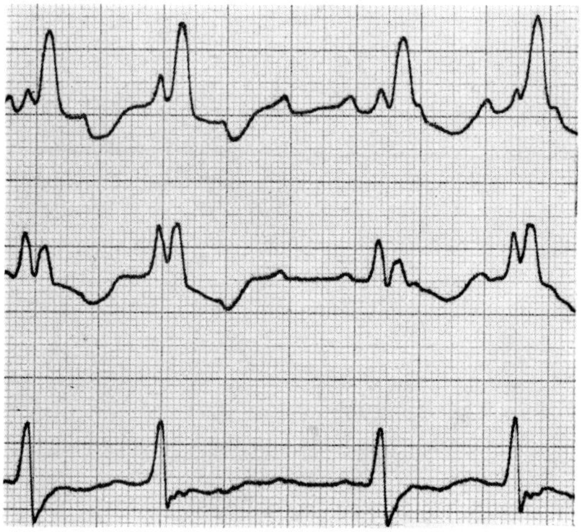

Abb. 59 b

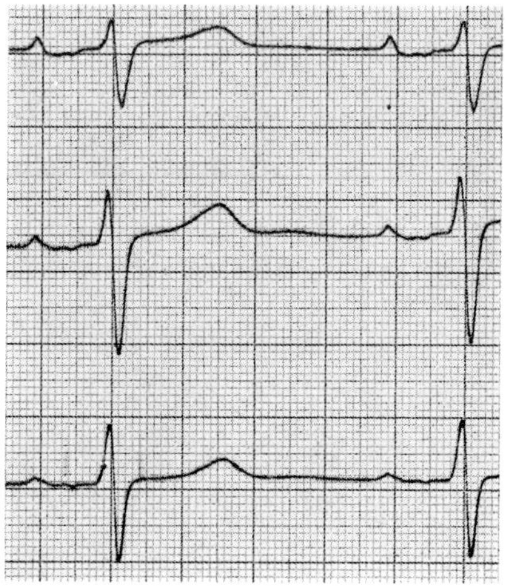

Abb. 59 c

Abb. 59 a Glykosidbegünstigte Vorhoftachykardie mit aberierender ventrikulärer Erregungsausbreitung im Sinne eines Rechtsschenkelblockes.

Abb. 59 b Glykosidbegünstigte Vorhoftachykardie mit wechselnder av-Überleitungsblockierung und aberierender ventrikulärer Erregungsausbreitung im Sinne eines kompletten Rechtsschenkelblockes.

Abb. 59 c Einen Tag später nach i. v. Kaliummedikation ist ein normaler Sinusrhythmus mit normaler Erregungsausbreitung festzustellen.

IV. Der körperliche Belastungstest in der Praxis

Bekanntlich verscherzen immer mehr Menschen die ihnen von den Fortschritten der Medizin gebotene Chance zur höheren Lebenserwartung durch ihre falsche Lebensweise. Dabei steht der körperliche Bewegungsmangel mit an erster Stelle als Ursache ischämischer und/oder allgemein degenerativer Herzerkrankungen, die die Lebenserwartung verkürzen. Deshalb sollte der überzeugend vorgetragene Rat zu ausreichender körperlicher Bewegung die erste Therapie für viele Patienten sein, die die tägliche Praxis besuchen. Wie auf S. 47 darüber hinaus gezeigt wurde, ist der körperliche Belastungstest ein wichtiges diagnostisches Hilfsmittel zur Früherkennung ischämischer Veränderungen des Herzens während der körperlichen Belastung, und zum dritten ist die dosierte körperliche Belastung ein wichtiges Therapeutikum bei der Rehabilitation oder Sekundärprävention der ischämischen oder degenerativen Herzerkrankung. Und last but not least machten die Olympischen Spiele auf den Wert und die Gefahren eines Hochleistungssportes aufmerksam.
Aus diesem Grund beschäftigt sich dieser letzte Abschnitt mit dem aktuellen Thema der körperlichen Aktivität, genauer gesagt, mit der in der Praxis möglichen und notwendigen Beurteilung der Belastbarkeit des Gesunden und besonders des Herzkranken und Rehabilitanden. Wenn es auch einige *Faustregeln* gibt, die man den noch nicht manifest Herzkranken, aber durch Bewegungsmangel und andere Risikofaktoren Gefährdeten für ihr tägliches *körperliches Training* mitgeben kann, so sollte doch zur genaueren Bestimmung der Belastbarkeit besonders Herzkranker zunächst ein Belastungs-EKG durchgeführt werden. Dieses dient dann auch zur weiteren Kontrolluntersuchung.

Zunächst einige dieser allgemeinen *Faustregeln* für die noch nicht manifest Herzkranken:
Nur eine *regelmäßig* durchgeführte körperliche Belastung, die jeweils mindestens 6 Min. betragen muß, läßt einen Trainingseffekt erwarten. Die gleichmäßige dynamische Belastung muß derart sein, daß ein deutlicher Pulsfrequenzanstieg erzielt wird und im steady state erhalten bleibt; die Pulsfrequenz soll einen Wert von 180 minus dem Lebensalter erreichen, (d. h. bei einem 40jährigen gleich 140/Min.).

Tab. VIII Die Wirkung körperlicher Belastung auf das Herz

1. *Nervensystem:*
   a) Vagotonus ↓
   b) Sympathikotonus ↑
   c) Katecholaminfreisetzung ↑
2. *Biochemie:*
   a) CO_2-Spannung ↑ Hypoxie ↑
   Laktate ↑ → direkte und reflektorische Beeinflussung der kardialen Zentren des ZNS
   b) Freie Fettsäuren ↑ und nach Belastung ↓
3. *Hämodynamik:*
   a) Herzfrequenz ↑
   b) Herzminutenvolumen ↑ (bis 6 mal)
   c) Respiration ↑ (Frequenz und Tiefe)
   d) Venen- und Kapillardruck ↑
   e) Schlagvolumen ↑ bei Trainierten
   f) Koronardurchblutung ↑
   g) Herzarbeit steigt mehr an als O_2-Verbrauch = Linker Ventrikel Leistung ↑

Diese körperliche Belastung sollte
täglich 2mal mindestens 6 Min. lang durchgeführt werden.
Das ist besser als einmal täglich 12 Min.,
und viel besser als wöchentlich einmal 84 Min.

Als bestes Hilfsmittel hat sich ein Training am Fahrradergometer bewährt, da hier der Bequemlichkeit des Probanden nicht durch Witterungseinflüsse, die z. B. einen Waldlauf oder eine Radtour im Freien wegen schlechten Wetters unzumutbar erscheinen lassen, Vorschub geleistet wird. Auch ein Punching-Ball oder einfach ein Springseil können als durchaus brauchbare Hilfsmittel angesehen werden.

Das wichtigste ist jedoch, den Patienten davon zu überzeugen, daß eine *tägliche körperliche Belastung* not tut. Daß diese nicht extrem groß und kurz sein soll, sondern mäßig, aber regelmäßig und genügend lang andauernd = steady state.

Alle Übungen, die mit einem starken Preßvorgang einhergehen, wie auch die meisten Gymnastikübungen, haben keinen positiven Trainingseffekt auf das Herz- und Kreislaufsystem.

Der körperliche Belastungstest in der Praxis

Körperliche Belastung beeinflußt den Organismus recht vielseitig. Wir wissen, daß ganz allgemein die körperliche Belastung mit einer Abnahme des Vagotonus und einer Zunahme des Sympathikotonus einhergeht:

1. Herzfrequenzsteigerung,
2. alpha-Rezeptorenstimulierung mit einer raschen Entspeicherung der venösen Speicher und damit Erhöhung des venösen Rückstromes zum Herzen,
3. vertiefte und beschleunigte Atmung, die ebenfalls einen erhöhten venösen Rückstrom zum Herzen bewirkt, und
4. Muskelarbeit (ebenfalls mit einer Steigerung des venösen Rückstroms zum Herzen)
   führen zu einer deutlichen Zunahme des Herzminutenvolumens und damit auch der Koronardurchblutung.

Die Wirkung körperlicher Belastung auf das Herz-Kreislaufsystem kann unterteilt werden in:

1. Vegetativ neurale Umstellungsreaktionen
2. Allgemein biochemische Vorgänge
3. Die daraus resultierenden hämodynamischen Veränderungen (Tab. VIII).

Davon zu unterscheiden jedoch ist der *Trainingseffekt* der körperlichen Belastung (Tab. IX).
Er beinhaltet eine reaktive Abnahme des Sympathikotonus durch eine reaktive Steigerung des Vagotonus mit vegetativer Umstellung und einer Ökonomisierung des Stoffwechsels mit einer Steigerung der kardiovaskulären und allgemein körperlichen und psychischen Leistungsfähigkeit.

Tab. IX Trainingseffekt

Abnahme des Sympathikotonus, Zunahme des Vagotonus
Ökonomisierung des Stoffwechsels
Zunahme der Glykogenreserven
Verbesserung der Mikrozirkulation
Verminderung der Fibroblastenaktivität
Verkürzung der Transitstrecke

Dieser Effekt der körperlichen Belastung auf das Herz- und Kreislaufsystem wie auch der Trainingseffekt sind u. a. im EKG und im Blutdruckverhalten gut zu erkennen. Aus diesem Grund ist es nur zu einleuchtend, daß eine Überwachung der Belastbarkeit des Kranken und Rehabilitanden während der Übungstherapie mit Hilfe der Beobachtung des EKGs und des Blutdruckverhaltens eine wesentliche diagnostische Hilfe darstellt. Nur bei genauer simultaner Kontrolle der Reaktionen des Herzens, die ja im EKG gut erfaßt werden können, einmal hinsichtlich der Frequenzanalyse, zum anderen aber auch hinsichtlich der Analyse der Kurvenmorphologie (Zeichen einer Ischämie oder anders gesagt, Zeichen dafür, ob die Koronarreserve noch ausreicht, um den biochemischen Erfordernissen nachzukommen), ist es möglich, den Kranken bzw. den Rehabilitanden an seine optimale Belastbarkeitsgrenze heranzuführen.

Es sei nochmals darauf hingewiesen, daß ein annähernd normales EKG unter Ruhebedingungen (wie es normalerweise registriert wird) keineswegs eine „Koronarinsuffizienz" ausschließt. Das heißt, daß bereits unter „normalen" Belastungen des täglichen Lebens wie Treppensteigen, leicht bergangehen, ungünstigen Witterungseinflüssen usw. die Koronarreserve vielleicht nicht mehr ausreicht und so eine transiente Belastungsischämie des Myokards eintritt. Nur ein unter diesen Belastungsbedingungen registriertes EKG zeigt dann mehr oder weniger deutlich die entsprechenden pathologischen Kurvenänderungen, wenn die optimalen Ableitungen registriert werden. Dabei hat sich herausgestellt, daß häufig nur – oder zumindest am ausgeprägtesten – die Änderungen der Repolarisation ST und T in den Brustwandableitungen V_5 und z. T. V_4 auftreten. Deshalb sollte immer die BW Abl. V_5 während des Belastungstestes registriert werden.

Ohne eine solche Überwachung kann ein Zuwenig, aber auch ein anderes Mal ein Zuviel getan werden.

Dies ist so zu verstehen, daß das eine Mal durch eine zu geringe Belastungsstufe – aus Angst davor, daß die Belastungsgrenze vielleicht sehr niedrig liegt – kein Trainingseffekt erzielt wird, und ein anderes Mal, daß unter Verkennung der kardiovaskulären Störung eine Belastungsstufe gewählt wird, die die Leistungsfähigkeit des Herz- und Kreislaufsystems zu diesem Zeitpunkt überschreitet.

Es sei betont, daß ein starres Schema der Belastbarkeit nur für Gesunde anwendbar ist, bei Herzkranken aber eher gefährlich erscheint. Hier ist eine Herantastung an die individuelle Leistungsgrenze unbedingt erforderlich. Denn bei einem kranken oder geschädigten Herzen ist ja häufig die Koronarreserve bereits in Ruhe weitgehend ausgeschöpft; aber sie reicht eben für die Ruhe noch aus, so daß das Ruhe-Belastungs-EKG uns meist keinerlei Hinweise auf die Gefahr gibt. Eine weitere Belastung jedoch kann nicht mit einer weiteren Ausschöpfung der Reserven mehr einhergehen. Die Größe der Koronarreserve wird vom Sauerstoffbedarf des Gewebes überschritten. Durch dieses Überschreiten der Reserve gelangt das Herz sehr rasch in eine anaerobe Reaktion mit einer Zellazidose, Laktatanhäufung und damit einer Leistungseinschränkung des Herzens mit der drohenden Gefahr einer Herzinsuffizienz mit oder ohne Ischämiereaktion und/oder lebensgefährlicher Rhythmusstörung. Es sollte dabei daran erinnert werden, daß jede Steigerung der Druckarbeit des Herzens (Blutdruckerhöhung) mit einer größeren Steigerung des Sauerstoffverbrauches einhergeht als eine Erhöhung der Volumenarbeit.

Aus diesem Grund dürfen bei eingeschränkter Koronarreserve nur solche Sportarten betrieben werden, die zu keiner wesentlichen Blutdrucksteigerung und zu keiner zu starken Erhöhung der Pulsfrequenz führen. Die zumutbaren Belastungsstufen liegen daher erheblich niedriger als wir sonst von der Sportmedizin her gewohnt sind; die Leistungsgrenze liegt häufig schon zwischen 50 und 100 Watt. Nur durch genaue Beobachtung der individuellen Leistungsfähigkeit und Belastbarkeit kann diese Grenze herausgetestet werden und dann diese – als Trainingseffekt – gesteigert und vorsichtig hochgeschraubt werden. Das Belastungs-EKG und die Bestimmung des Belastungsblutdruckes erlaubt uns dabei eine gewisse Beurteilungsmöglichkeit der Koronarreserve des Herzens. Voraussetzung ist dabei, daß eine weitgehend störungsfreie Registrierung auch bei körperlicher Betätigung technisch gewährleistet ist.

Elektrodenlokalisation

Im allgemeinen werden dabei modifizierte präkordiale bipolare Ableitungen registriert. Dabei ist es allerdings wichtig, daß die Elektroden nach Möglichkeit auf Knochen aufliegen, um die Störung der Kurven durch Muskelpotentiale zu unterdrücken. Steht nur ein Einkurvenschreiber zur Verfügung, so empfiehlt sich vor der endgültigen Anlage des Elektroden, die optimalen Abnahmestellen zu eruieren, die am besten die P-Zacken, den QRS-Komplex, die ST-Strecken und die T-Zacken und deren evtl. Veränderungen erkennen lassen. Dabei bietet sich bei einem linkstypischen EKG mehr eine horizontale Elektrodenanlage, bei einem Steiltyp eine mehr kranio-kaudale an. Wir sind deshalb schon vor einigen Jahren von der sich stellenweise einbürgernden routinemäßigen Elektrodenlage M-C5 (Manubrium zum Elektrodenpunkt V_5, Abb. 60) abgekommen und eruieren zunächst unter Verwendung von Saugelektroden die optimalen Ableitungspunkte, an denen dann die Klebeelektroden angelegt werden können (*Köhler* u. *Lang*). Es muß dabei auch darauf geachtet werden, daß sich bei stark ausgebildeten Mammae

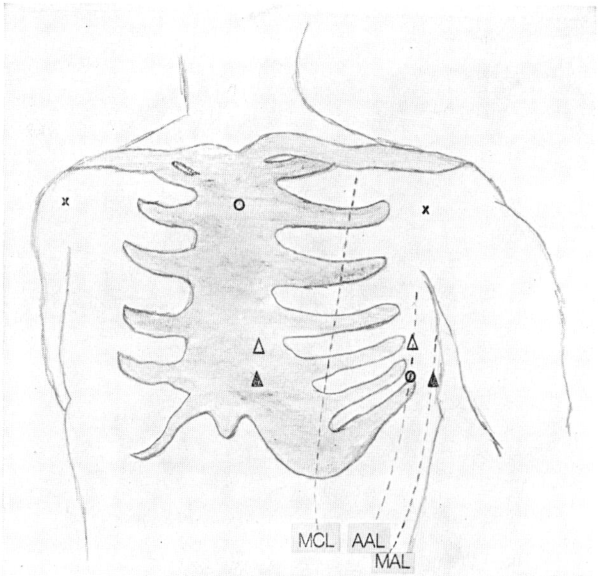

Abb. 60 Modifiziertes bipolares Ableitungsschema ○–○ = M – C 5 (Manubrium zum Ableitepunkt V_5), X – X linker Arm, rechter Arm = I, ▲ – ▲ = ST 5 - C 5 (Sternum in Höher von V_5 zum Ableitepunkt V_5 oder V_6) (*Köhler* u. *Lang*).

die Elektrodenlokalisation bei Lageveränderungen und bei Bewegungen im Verhältnis zum Herzen deutlich verschieben kann und dadurch EKG-Veränderungen hervorgerufen werden, die fälschlich auf Änderungen der elektrischen Erregungsvorgänge am Herzen zurückgeführt werden.

Steht ein Mehrfachschreiber zur Verfügung, so empfiehlt sich die simultane Registrierung von 3 Extremitätenableitungen und 3 Brustwandableitungen, z. B. V_3, V_5, V_6. Hierbei sollten allerdings die peripheren Elektroden direkt am Rumpf angebracht werden (Abb. 61): die Armelektroden auf der rechten und linken Schulterhöhe, die Beinelektroden am rechten und linken Oberbauch. Damit läßt sich auch bei körperlicher Beinarbeit am Fahrradergometer ein weitgehend unverzittertes EKG während der Belastung aufnehmen. Die unipolaren Brustwandableitungen jedoch ergeben meist das ruhigste Kurvenbild auch während stärkerer körperlicher Erschütterungen (Abb. 62).

Will man das EKG während der körperlichen Belastung telemetrisch übertragen, so empfiehlt es sich, bereits in das Kabel zum Sender einen Wilson-Stern einzubauen. Damit ist es dann möglich, auch Brustwandableitungen drahtlos, d. h. telemetrisch, mit handelsüblichen Geräten zu übertragen und zu registrieren. (Näheres s. b. *Goering* u. a.)

Welches sind nun die **Zeichen** einer **eingeschränkten Koronarreserve,** die die Leistungsgrenze des Patienten anzeigen (Tab. X)?

An erster Stelle stehen die glaubhaft geschilderten Beschwerden eines stenokardischen Anfalls, der unter der Belastung auftritt. Des weiteren die objektiven Zeichen im EKG: Senkung der ST-Strecke um mehr als 0,2 m.V. entweder horizon-

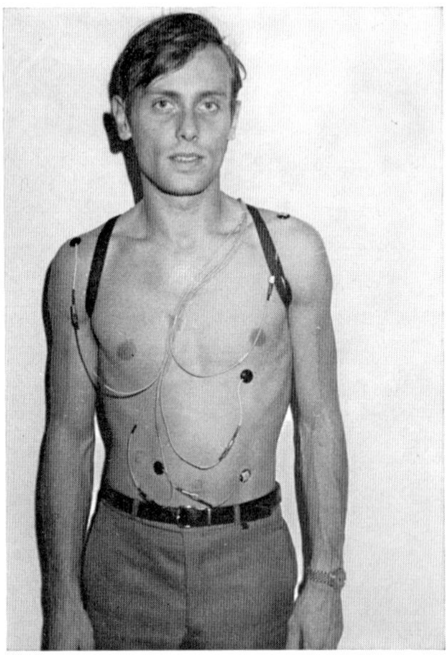

Abb. 61 Elektrodenanlage zur Registrierung unipolarer Brustwandableitungen, zugleich Anlage des modifizierten Einthovenschen Dreiecks.

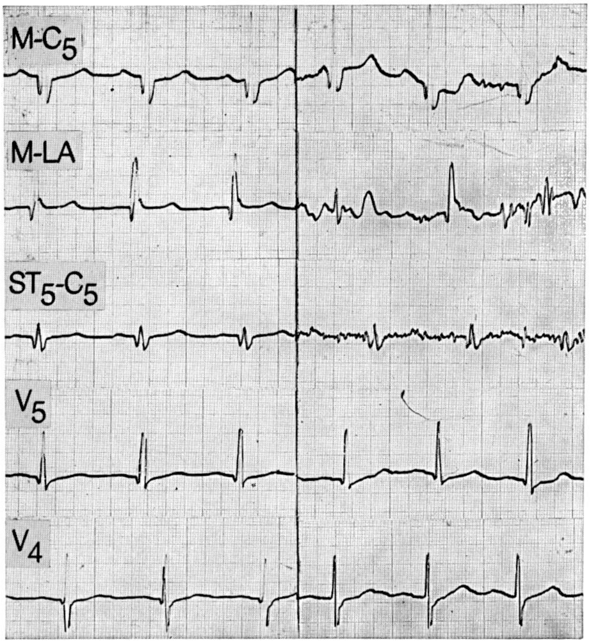

Abb. 62 Vergleich der Störanfälligkeit durch Bewegung (Hüpfen) während der körperlichen Belastung bei verschiedener bipolarer und unipolarer Elektrodenposition. Besonders die unipolaren Brustwandableitungen in V_5 und V_4 zeigen eine weitgehende Störunempfindlichkeit.

tal oder meist deszendierend (s. Abb. 17) oder gehäuft auftretende Extrasystolen, Salven von Extrasystolen, insbesondere mit einem R- auf T-Phänomen. Ebenfalls ist natürlich das Auftreten eines Vorhofflimmerns, eines av-Blockes oder einer intraventrikulären Leitungsstörung ein bedrohliches Zeichen, das die sofortige Einstellung der Belastung erforderlich macht (s. Abb. 18). Dagegen ist eine leichte aszendierende ST-Senkung bei starker Frequenzbeschleunigung physiologisch (s. Abb. 20 u. 21). Ein besonders bedrohliches Zeichen ist das plötzliche

Tab. X Zeichen einer eingeschränkten Koronarreserve

1. Subjektiv: Glaubhafte Schilderung von Stenokardien, die während oder nach der körperlichen Belastung auftreten.
2. Objektive EKG-Veränderungen:
   a) Senkung der ST-Strecke um mehr als 0,2 m.V.
   b) deszendierende Senkung der ST-Strecke
   c) spiegelbildliche Veränderung der ST-Strecke
   d) Auftreten gehäufter monotoper oder besonders polytoper Extrasystolen und von Extrasystolen in Salvenform
   e) Auftreten von Vorhofflimmern
   f) Auftreten eines av-Blockes
   g) Entwicklung einer intraventrikulären Leitungsstörung im Sinne eines Schenkelblockbildes

Auftreten spiegelbildlicher ST-Veränderungen während körperlicher Belastung als Ausdruck eines belastungsbedingten, d. h. ischämiebedingten, Verletzungspotentials: Zum Beispiel ST-Hebung in Ableitung III und spiegelbildliche Senkung in I und V_2–V_5 (Abb. 63).

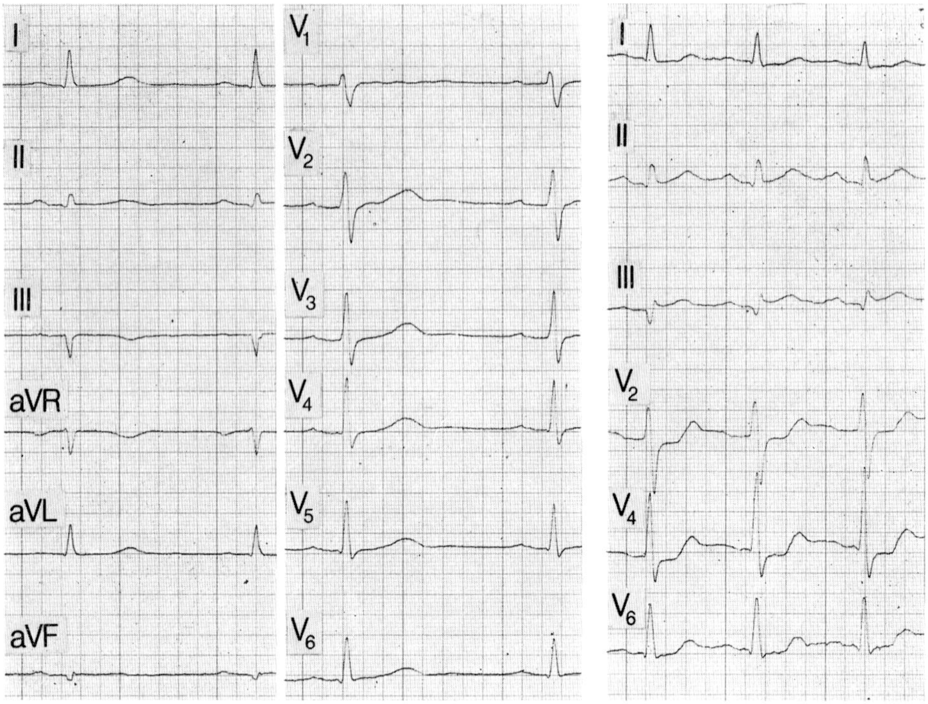

a b

Abb. 63 Ruhe- (a) und Belastungs-EKG (b) eines 60jährigen Patienten. a: normales Ruhe-EKG, b: während leichter körperlicher Belastung (60 Watt) traten nach 5 Minuten akut stenokardische Beschwerden auf mit den Zeichen einer akuten Ischämiereaktion: ST-Hebung in III, spiegelbildliche ST-Senkung in I, V_2 und V_4.

Treten ein oder mehrere dieser Zeichen der eingeschränkten Koronarreserve während oder nach körperlicher Belastung auf, so ist damit die individuelle Belastungsgrenze gegeben, unabhängig davon, wie hoch die Wattzahl oder die Herzfrequenz ist. Der Belastungstest darf zunächst nicht weiter fortgeführt werden.
Nach und während einer entsprechenden Therapie (dosiertes körperliches Training und/oder medikamentöse „Koronartherapie", Glykosid- und/oder antihypertensive Therapie) kann der Belastungstest wiederholt werden.
So kann auch der Effekt verschiedener Therapeutika individuell getestet werden. Damit kann die für den einzelnen Patienten optimale Behandlung herausgefunden werden und ein entsprechendes individuelles Therapieschema aufgestellt werden.

Sachwortverzeichnis

Literaturverzeichnis

Avenhausen, A.: Dtsch. Med. J. 18: 189 1967.

Bernsmeier, A. und *U. Gottstein:* Internist 4:55 (1963).

DeBakey, M. E., G. C. Morris, R. O. Morgen, E. S. Crawford und *D. A. Cooley:* Lesions of the renal artery. Surgical technic and results. Amer. J. Surg. 107:84 (1964).

Fisch, C. und *J. M. Stone:* Recognition and treatment of digitalis toxicity. In *Fish/Surawicz,* Digitalis, 162 f., New York 1969.

Goering, U., R. Pollmer, E. Lang und *J. A. Köhler:* Zur rationellen Ausnutzung einkanaliger Telemetriesysteme. Elektro Med. 15:91 (1970).

Gorlin, R.: The hyperkinetic heart syndrom. J. Amer. Med. Ass. 182:823 (1962).

Gross, R.: Grundsätzliches über Fehldiagnosen und differentialdiagnostische Schwierigkeiten. Diagnostik 2:333 (1969).

Grosse-Brockhoff, F.: Pathologische Physiologie, 303 f., Berlin–Heidelberg–New York 1969.

Heintz, R.: Renale Hypertonie. In *Heintz/Losse,* Arterielle Hypertonie, Stuttgart 1969.

Hegglin, R.: Differentialdiagnose Innerer Krankheiten. Stuttgart 1960.

Holmgren, A., B. Jonsson, M. Levander, H. Linderholm, J. Sjöserand und *G. Ström:* Low physical working capacity in suspected heart cases due to inadequate adjustement of peripheral blood flow (vaso-regulatory asthenia). Acta Med. Scand. 158:413 (1952).

Kaufmann, G.: Digitalisbedingte Arrythmien und Diphenylhydantoin. Bern–Stuttgart–Wien 1972.

Kennedy, A. C., R. G. Luke, J. D. Briggs und *W. B. Stirling:* Detection of renovascular hypertention. Lancet 19:65/II (1963).

Köhler, J. A.: Die synchrone und isotope, intrakardiale Registrierung mechanischer, akustischer, elektrischer und chemischer Phänomene als neue kardiologisch-diagnostische Methode. Arch. Kreislaufforschg. 50:40 (1968).

Köhler, J. A. und *E. Lang:* Telemetrische Elektrokardiographie im Rahmen der Rehabilitation von Herzkranken. In *Demling/Bachmann,* Biotelemetrie, Stuttgart 1970.

Luisada, A. A.: The expending horizon of phonocardiography. Arch. Kreislaufforschg. 33:38 (1960).

Sing, I., P. K. Khanna und *N. T. Mathew:* Augmentation of Frusemid diuresis by morphin in high altitude pulmonary edema. Brit. Heart. J. 29:709 (1967).

Wolters, H. H.: Korrelation zwischen Hämodynamik und Herzschall. Bibliotheka Cardiol. 14, Basel–New York 1963.

Ausstrahlung	Auslösung	Körperliche Belastung	Nitro-glyzerin-effekt	Enzym-aktivi-täten-Anstieg
li. Arm li. Schulter intraskapular	emotionell, witterungs-bedingt (Föhn) unmotiviert	Besserung oder kein Einfluß	fehlt meist, evtl. Placebo-effekt	nein
li. Arm li. Schulter li. Halsseite li. Unterkiefer, z. T. aber auch bilateral	körperliche Belastung, Kältereiz, psychische Belastung, reichliches Essen	verschlimmernd, *z. T. aus-lösend* jedoch bei nächtlicher Attacke manchmal Besserung	prompte Besserung	nein
li. oder beide Arme (ulnar), Ellenbogen, Hals und Unterkiefer, selten abdominell	wie II., aber auch selten ohne erkenn-baren Grund	ver-schlimmernd, bzw. aus-lösend	häufig nur flüchtige Besserung	nein
wie III.	wie III., aber geringste körperl. und psych. Belastung, Kältereiz	wie III.	fehlt	nein
Innenseite des li. Armes oder beider, bes. Ellen-bogen, Handgelenke, Schultern, Hals, Unter-kiefer, Rücken intraskapular, Abdomen, bes. rechts	körperl. und/oder psych. Be-lastung, aber auch nachts, bes. zw. 2 bis 4 Uhr bei tonusbedingtem Blutdruckabfall	stark ver-schlimmernd	fehlt	ja
Genick Rücken Abdomen *beide Beine* li. Arm, bzw. beide Arme	Trauma, aber auch ohne erkennbaren Grund	keinen direkten Effekt, jedoch ist wegen Kollapsneigung eine solche nicht möglich	fehlt	möglich
meist nicht, selten in li. Arm und Hals	z. T. „grippaler Infekt“	kein Einfluß	fehlt	nein
fehlt!	Venen-thrombosen, post partum, post. op.	kein Einfluß	fehlt	SGPT ja SGOT ja HBDH nein

Tab. IV Differentialdiagnose des Herzschmerzes (modifiziert nach **K. Krüger**)

	Intensität	Charakter	Dauer	Lokalisation
I. Funktionelle kardiovaskuläre Dyskardie *da Costa*-Syndrom	lästig, aber erträglich	unbestimmt, dumpf, Druck, Stiche	Stunden bis Tage, Sekunden	Herzspitzenregion
II. Angina pectoris vera simplex	alle Abstufungen, mäßig bis sehr heftig	brennend, stechend, zusammenschnürend, krampfartig, z. T. beängstigend	1–3 Minuten	retrosternal
III. Angina pect. vera gravis	heftig, bis unerträglich	brennend, zusammenschnürend, krampfartig, z. T. Vernichtungsgefühl	3–10 Minuten, selten, meist wellenförmig bis 1 Stunde	retrosternal ganzer Brustraum, Rücken intraskapular, li. oder beide Schultern
IV. Status anginosus	wie III.	wie III.	Stunden bis Tage, wellenförmig	wie III.
V. Myokardinfarkt	meist heftig bis unerträglich	wühlend, stechend, krampfartig, schnürend, Vernichtungsschmerz	Stunden bis Tage, Dauerschmerz, evtl. wellenförmig	retrosternal, ganzer Brustraum, li. oder beide Schultern, z. T. Hals
VI. Aneurysma diss.aortae	heftig bis unerträglich	wühlend, schneidend, z. T. auch dumpf	Stunden bis Tage	retrosternal, ganzer Brustraum und/oder im mittleren *Abdomen* Blutdruckdifferenz re > li Arm
VII. Pericarditis acuta	meist mäßig, immer erträglich	brennend, nicht krampfartig, kein Druck	Stunden bis Tage	präkordial, d. h. mehr links parasternal
VIII. Lungenembolie	heftig bis Vernichtungsschmerz	dumpf	Stunden	thorakal, z. T. diffus, z. T. mehr auf eine Seite lokalisiert, z. T. präkordial